やさしいインプラント治療

初めての1本埋入をガイドします！

皆川 仁 著

クインテッセンス出版株式会社　2018
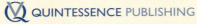
Berlin, Barcelona, Chicago, Istanbul, London, Milan, Moscow, New Delhi, Paris, Prague, São Paulo, Seoul, Singapore, Tokyo, Warsaw

はじめに

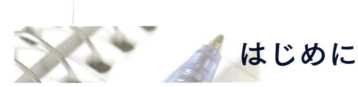

はじめに

　インプラントができると診療そのものが大きく変わる。ターゲットは欠損部位だけ！　隣の歯を削ることも、クラスプをかけることもない。ブリッジや義歯しか選択肢のない歯科医院を患者は選ぶだろうか？
　正しく学べばインプラントは患者のニーズに応え、歯科医院を活性化させる力強い味方となる。しかし、安易な埋入は患者だけでなく歯科医師自身をもリスクにさらすこととなる。

　本書は、下顎臼歯部の1本埋入を確実に行うことを目標としている。臨床上、欠損が多い部位であり、また、比較的埋入しやすい場所でもある。これからインプラントを始める先生には、サージカルガイドを使った安全な方法で、まずはこの1本埋入の成功をめざしていただきたい。随所に盛り込んだ手術動画やビデオ解説は、そのための動くテキストである。もちろん、経験のある先生には、基本を再確認しステップアップのヒントをひとつでも多く見つけていただきたいと願っている。

　2つの円を比較してほしい。フリーハンドでの埋入はどういうものなのか？

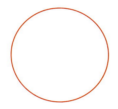
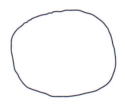

　ひとつは定規で描いた円、もうひとつはフリーハンドで描いた円である。補助具がないと正確な円は描けない。インプラントにおいて、この定規の役割を果たすのがサージカルガイドである。フリーハンドの問題点は、イメージしたとおりに筆をコントロールできないことにある。理想の円に近づけるには熟練が必要であり、たとえ熟練しても描くたびに形は変わってしまう。定規を使えば、初めてでももっと複雑な形が正確に描けるのに、筆使いを鍛錬するのは意味がないことである。
　結果がすべてである。どんなゴールにたどり着くのかわからない、というインプラントは過去のものであり、もう通用しないことを理解し、遠回りせず、最初からシンプルな考えを身につけ、安心安全なインプラント治療をマスターしていただきたい。
　歯科医療を変えて患者に貢献する、インプラントがその礎となることが自分の夢である。それにはサージカルガイドが当たり前の道具となることが一番の近道だと信じている。
本書がその指南書として、ひとりでも多くの先生のチェアサイドでお役に立てたら嬉しい限りである。

　『歴史は動いている！』

2018年8月猛暑

皆川　仁

著者略歴

皆川 仁（みながわ ひとし）

1991年　明海大学歯学部卒業
1995年　皆川歯科クリニック（東京都羽村市）開業
2013年　（医）仁晶会 皆川総合歯科クリニック院長
日本臨床歯科医学会（SJCD）専門医、東京支部理事・レギュラーコースインストラクター
Minagawa Academy Club（MAC）主宰
京セラ社FINESIAガイドインストラクター
Camlog Implant公認インストラクター
ヨシダ社歯科用CO_2レーザーインストラクター
英Tony Buzan公認マインドマップインストラクター
株式会社エールジャパン特別顧問

主な出版物
やさしいレーザー治療（2002）
[新版]やさしいレーザー治療　硬・軟組織およびインプラントへの応用（2006）
[DVD版]やさしいレーザー治療（2007）
成功のためのオクタゴンガイドライン（2010）

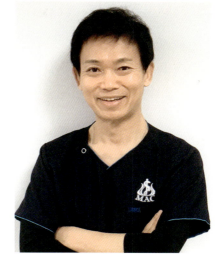

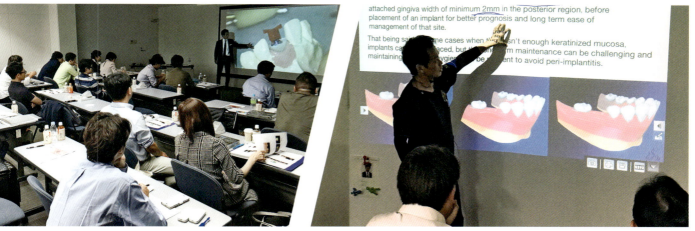

謝辞

　本書の力になってくれた中島先生をはじめ皆川総合歯科クリニックのスタッフ、エールジャパンの吉田技工士、嶋村技工士、本当にありがとう。そして、いつも臨床のヒントをくれるMinagawa Academy Club（MAC）の会員の先生方、ブレーンとなってフォローしてくれているエールジャパンの菅澤氏、三橋氏、素敵なイラストを描いてくれた古屋さんに感謝します。無事出版にこぎつけたのは、クインテッセンス出版の山形篤史氏、森田ゆり恵氏のおかげです。ここに深く感謝します。また続編（印象・補綴・咬合）のスタートです。

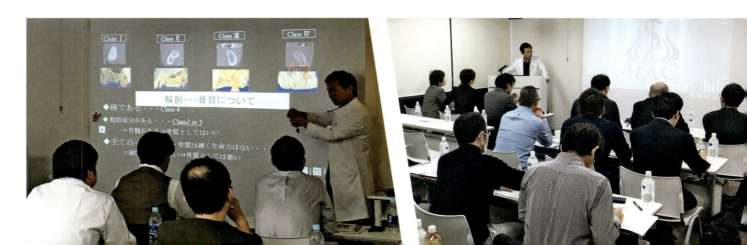

目次

目次

1

やさしいインプラントの基礎知識 7

1.1　インプラントとは　　　　　　　　　　　　　　　　　　　　　　　9
　　1.1.1　インプラントは予防！　　　　　　　　　　　　　　　　　　　9
　　1.1.2　天然歯 vs インプラント〜自己か非自己か〜　　　　　　　　　11
　　1.1.3　成功のカギを握る「三次元診断」と「サージカルガイド」　　　12

1.2　インプラントの基本　　　　　　　　　　　　　　　　　　　　　13
　　1.2.1　インプラントの構造　　　　　　　　　　　　　　　　　　　13
　　1.2.2　荷重時期について（即時荷重 / 早期荷重 / 通常荷重）　　　　18
　　1.2.3　フィクスチャーの直径と長さはどのように選択するか？　　　19

1.3　治療の流れ　　　　　　　　　　　　　　　　　　　　　　　　20
　　1.3.1　成功の6ステップ　　　　　　　　　　　　　　　　　　　　20

2

やさしいサージカルガイド 23

2.1　サージカルガイドの基礎知識　　　　　　　　　　　　　　　　　25
　　2.1.1　サージカルガイドの定義——ピンポイント埋入でなければならない！　25
　　2.1.2　サージカルガイドがもたらした功績——難ケースにこそ正確な埋入が必要！　25
　　2.1.3　サージカルガイドの種類——ガイド孔はスリーブ型が主流　　28
　　2.1.4　サージカルガイドの固定タイプ——強固な支持と安定は絶対条件！　30
　　2.1.5　埋入方法——サポートキーを使うか使わないか　　　　　　　30

2.2　サージカルガイドの臨床のポイント　　　　　　　　　　　　　32
　　2.2.1　手術前——適合、スリーブ位置の精度確認、シミュレーションは必須！　32
　　2.2.2　手術中——ヒューマンエラーに注意！　手指の感覚とアシスタントの協力が不可欠！　32
　　2.2.3　手術後——埋入位置の確認と説明は義務！　　　　　　　　　33

2.3　各種サージカルガイドの製作の比較と実際　　　　　　　　　　35
　　2.3.1　各種サージカルガイドの製作の実際——フルデジタル vs セミデジタル　35
　　2.3.2　フルデジタルガイドとは——スキャンしたデータを元に最終製作まで行う　35
　　2.3.3　スキャンプレート型とは——誤差の少ないセミデジタルガイドである！　36

2.4 エールガイドとは　37

2.4.1 エールガイドの特長──結果重視のインプラントガイドである！　37

【動画】1 からわかるサージカルガイドのステップ　37

2.4.2 エールガイド製作の実際　39

2.4.3 エールガイドの精度検証　40

2.4.4 エールガイドの臨床　40

【動画】初めてのガイド埋入　43

3

やさしいインプラントの診断 47

3.1 診断の重要性　49

3.1.1 失敗ケースからわかること　49

3.2 解剖診断　51

3.2.1 解剖診断のCaution 10〜インプラントに最低限必要な解剖はこれだけ〜　51

3.2.2 その他覚えておきたい重要項目　54

3.3 CT診断　56

3.3.1 歯科用CT（CBCT）とは？　56

3.3.2 歯科用CT（CBCT）はどこまで万能か？　57

3.3.3 CT撮影における注意点　57

3.3.4 CTによる骨質の診断　58

3.3.5 CTによる埋入位置の診断　61

3.4 総合診断（オクタゴンガイドライン）　64

3.4.1 診断の実際　64

3.4.2 オクタゴン診断　＊＊＊インプラント埋入診断はこれで十分！＊＊＊　69

4

やさしいインプラントの外科基本手技 71

4.1 切開　73

4.1.1 メスの選択　73

4.1.2 切開線　74

目次

4.2　剥離	**78**
4.2.1　剥離器具	78
4.2.2　剥離の種類	79
【動画】見て学ぶ減張切開の基本	81
4.3　縫合	**86**
4.3.1　縫合器具と縫合糸	86
4.3.2　縫合の種類	88
4.3.3　歯肉弁の縫合方法	91
【動画】見て学ぶ縫合の基本	92

5

やさしいインプラントの治療計画 ……………………………… 93

5.1　長期的な治療計画	**95**
5.1.1　治療計画の流れ	95
5.1.2　1回法か2回法か	96
5.2　3Dポジションの計画～トップダウン with ボトムアップの設計～	**97**
5.2.1　トップダウン vs ボトムアップ	97
5.3　埋入術式～短期的な治療計画～	**99**
5.3.1　骨と歯肉の3分類	99
5.3.2　基本埋入の4術式	100
5.3.3　Tissue×Bone Matrix	103

6

やさしいインプラントの埋入 ……………………………… 107

6.1　臨床ケース――基本的な埋入	**109**
CASE 1　条件の良い基本的な下顎臼歯部埋入ケース	110
【動画】1回法フラップレスガイド埋入	114
CASE 2　付着歯肉がなく骨吸収が少ないケース	115
【動画】1回法フラップガイド埋入	117
CASE 3　骨吸収が大きく付着歯肉が少ないケース	118
CASE 4　パンチングによる2回法の埋入ケース	121
【動画】2回法フラップレスガイド埋入	124

【動画について】本動画および動画サービスは予告なく終了または変更/削除する場合があります。
　　　　　　　環境によって動画を正常に視聴できないことがあります。
　　　　　　　本動画の利用者と第三者間に生じたトラブルないし損害についてクインテッセンス㈱は一切の責任を負いかねます。

1

やさしい
インプラントの
基礎知識

【この章で学んでいただきたいこと】

☑ インプラントとは予防である

☑ インプラントとブリッジの違いを理解する

☑ インプラントの構造を理解する

☑ インプラントの成功の6ステップを知る
（インプラントピラミッド）

1 やさしいインプラントの基礎知識

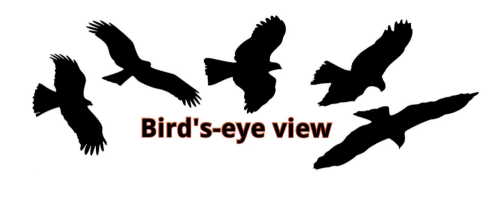

　インプラント治療は、失った歯は取り戻せないという歯科治療の概念にパラダイムシフトを起こした治療法である。失った歯を取り戻すとは、具体的には臼歯部においては噛む機能と咬合力の回復であり、前歯部においては審美的回復である。しかしながら、いかに最善の治療をしようとも天然歯に勝るものではなく、インプラントはそれを補うものでしかない。

　また、埋入手術は、歯科領域においてもっとも侵襲の大きな治療のひとつであり、肉眼で確認できない骨の中にドリリングするという難しさもある。安心・安全な治療法で、失った歯の機能を回復し、患者のQOLに貢献するためには、知識や技術だけでなく総合的なバランス感覚が求められる。

　そのためには、狭い視野ではなく客観的に俯瞰する目、つまりBird's eye viewが必要である。

　この章では、インプラントの基礎知識をまとめている。何度でも読み返し、この後の章で述べることの理解を深めていただきたい。また、すでに知っている内容は復習としてご一読願いたい。

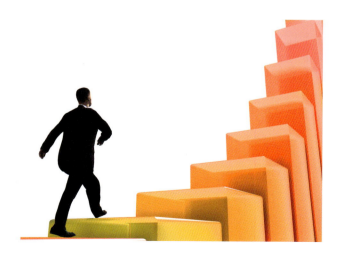

1.1 インプラントとは

1.1.1 インプラントは予防！
インプラント vs ブリッジ

　欠損歯の治療のために隣在する健全歯を削るか？　それとも保存して1本のインプラントを埋入するか？　インプラントは天然歯を削らないための予防とも言える。

　ブリッジは両隣在歯が失活歯ではない天然歯であれば、インプラントと同等の予後が保証されると言われる[1,2]。しかし、1歯欠損のために健康な天然歯を削ることとなる。さらに隣在歯が失活歯となれば、たどる予後についてはご承知のとおりである。

　ここでの選択肢は3つ！　健康な天然歯を削るか、弱い失活歯で補綴するか、欠損部位にインプラントを施術するかである(図1-1)。患者はしっかり噛めること、より長く噛めることを希望する。しかしわれわれ歯科医師が「良い治療」「最善の選択」を知らなければ患者の希望を叶えることはできない。時代は確実に変わっている。CTや診断、サージカルガイドが揃っている今こそインプラント学を学び、臨床の武器として社会に貢献する時である。

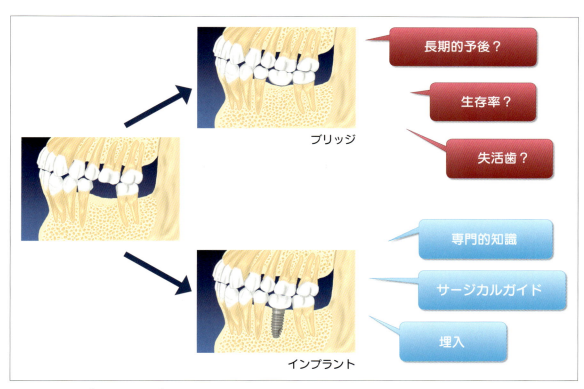

図1-1　インプラント vs ブリッジ。

1　やさしいインプラントの基礎知識

臼歯部欠損と咬合

　臼歯部欠損（片顎大臼歯2歯欠損）の患者は、本来の噛む機能を6割喪失しているとされる[3]。両側の遊離端欠損になると、上顎前歯部に負担がかかりフレアーアウトしてくる。基本的に咬合の考えは、臼歯部は垂直的に物を噛み砕く役割である。一方、側方力には弱い。前歯部は垂直力には弱いが、臼歯部の弱い側方力を守る働きをする。

　この機能を守るのが犬歯のガイド、つまり犬歯誘導である。臼歯部の噛み合わせが喪失すると前歯部にまで影響を及ぼすことは当然であり、臼歯部の咬合力がいかに重要であるかは論をまたない。欠損部をブリッジで補えば歯根破折や二次う蝕の可能性があり、やがてはロングスパンのブリッジや部分義歯となるのがこれまでの臨床の常である。

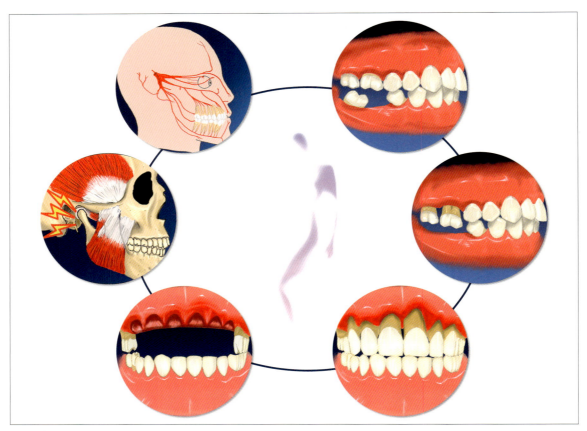

図1-2　臼歯部欠損における影響と咬合。欠損歯の隣在歯は傾斜し、対合歯は挺出してくる。さらには、前歯に負担がかかり、やがては脱落する。結果として、顎関節や神経筋機構にも異常をきたす。

　また顎関節に一番近い臼歯部群が欠如することで、下顎頭が後下方に転位する。咬合崩壊からやがてそこにはストレスが生じ、神経筋機構とも付随して顎全体が故障することとなる（図1-2）。

　故障するとどうなるか？　三叉神経の終末枝である歯（歯根膜）が欠損すると、大脳皮質感覚野にシグナルが伝達されず知覚や触覚、運動域が制限され、大脳皮質感覚野からの指令能力を失うことになる。そして、記憶や運動能力が阻害され認知症などとも関連してくることも証明済である[4]。

これらのことが、インプラントは予防といわれる所以であり、失われた歯は補綴ではなく再生（再建）することが理想である。

インプラントは患者の健康とQOLの向上に寄与できる最善の治療法であり、その選択肢を提示することはわれわれの義務である。

1.1.2 天然歯 vs インプラント～自己か非自己か～

天然歯の持つ恒常性とは……

天然歯は自己である。歯根膜があり、線維も複雑である（歯槽頂線維、水平線維、斜走線維、根尖線維、根間線維の5つからなる）。歯と歯肉は上皮と結合組織の両方でつながっている。上皮は半接着性結合（ヘミデスモゾーム結合）であり歯根部は線維性付着であるためにコラーゲン線維がセメント質に入り込む形となる。健康な組織であれば約1mmの上皮性付着と1～1.5mmの線維性付着は必ず存在する。この両方の付着を合わせてbiologic width（生物学的幅径）＊が成り立つ。歯根膜線維により天然歯は外部からの侵略に対しては恒常性を保ち排除作用が働くとされる（図1-3、4）。

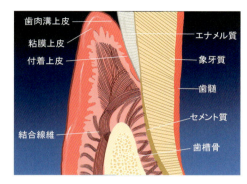

図1-3 歯周組織の構造。

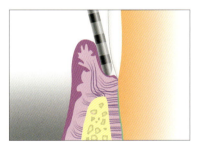

図1-4 天然歯は歯根膜があり複雑な線維走行である（感染に強い）。

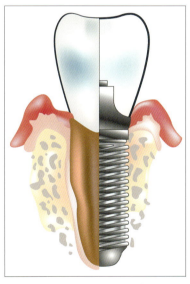

図1-5 天然歯 vs インプラント。

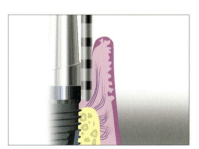

図1-6 インプラントには歯根膜がなく直接骨と接合する（感染に弱い）。

＊2017年に米国歯周病学会と欧州歯周病学会がインプラント周囲疾患の分類を再考するワークショップを開き、分類のアップデートに伴い"biologic width"に代わり"supracrestal tissue attachment"という用語を使用することが明らかになっている。

1　やさしいインプラントの基礎知識

インプラント周囲組織は瘢痕組織

　インプラントは非自己である。直接骨と接合し、線維も周囲を輪状に取り囲んでいるのみである。インプラントと周囲粘膜は上皮性付着しているだけであり、長い接合上皮の半接着性結合（ヘミデスモゾーム結合）であるので、感染しやすいとされる。以上のことから、インプラント周囲粘膜は歯肉と類似しているが、感染に対する抵抗力の小さな瘢痕組織であるといえる。そのことを常に頭に入れておく必要がある（図1-5、6）。

1.1.3　成功のカギを握る「三次元診断」と「サージカルガイド」

　インプラント治療は「歯科用CT」と「サージカルガイド」によって大きく進化した。インプラントの診断には、CTによる「三次元診断」は必須である。パノラマによる二次元診断では、立体的な骨形態を確認することができないからである。また、「サージカルガイド」によって不安定なドリリングから安定した施術法へと一変した[5]。この2つの普及によって、インプラントは初めて安全が担保されたといっても過言ではない。診断とガイドさえしっかりマスターすればインプラント手術はもっとやさしくなり、誰もが——安全で——正確なピンポイントの埋入を行うことは可能である（図1-7）。

　術者の感覚に頼った治療法から脱却しない限り、インプラントに発展はない。パノラマによる見立て診断や、フリーハンドによる危険な埋入から脱却し、誰もが安全に計画どおり正確に埋入することが、これからのインプラント治療のスタンダードである。

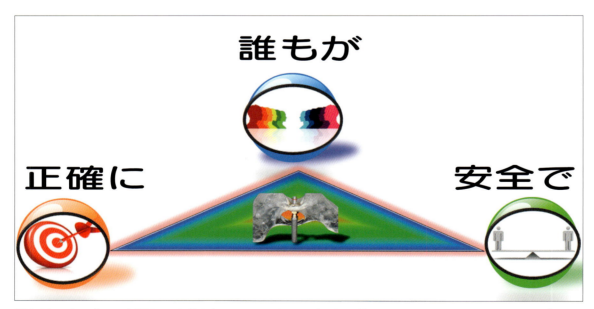

図1-7　インプラント埋入のめざすもの。サージカルガイドを使うことにより、経験にかかわらず「誰もが正確に安全に」埋入できる。

1.2 インプラントの基本

1.2.1 インプラントの構造

インプラントの基本構造は以下の4つによって成り立つ(図1-8)。

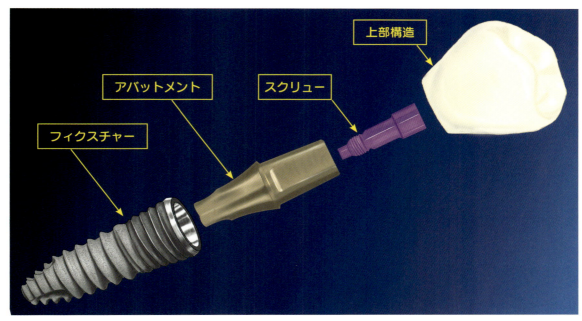

図1-8　インプラント体(フィクスチャー)の上に土台であるアバットメントがスクリューでネジ締めされる。締結されたアバットメントの上に、最終補綴である上部構造が装着される。

フィクスチャー

<u>表面性状</u>

　表面性状はインテグレーションに非常に重要であり、チタンで酸処理されているオステオインテグレーションとHA(ハイドロキシアパタイト)でコーティングされているバイオインテグレーションとに二分される。大きく違うのは、チタンで酸処理されている粗造面か、HAコーティングされているかという点である(図1-9)。

　オステオインテグレーションとは、線維性結合組織を介在することなくチタンと骨が直接結合することであり、現在のインプラントの主流を占めている。骨を表すラテン語のオス(os)と結合を表す英語のインテグレーション(integration)が組み合わされ、オッセオインテグレーション(osseointegration)と呼ばれる造語が一般語となっている。これは1952年、Brånemarkがチタンと骨が結合することを偶然発見し、基礎実験と動物実験を通して一定の条件下でチタンを骨に埋入したとき、強固な結合が得られることを知ったのが始まりとされる。

1 やさしいインプラントの基礎知識

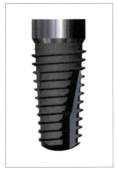
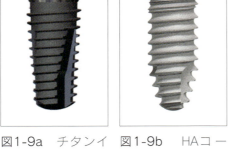

図1-9a　チタンインプラント。　図1-9b　HAコーティングインプラント。

バイオインテグレーションとは、HAと歯槽骨のカルシウムブリッジを介する生化学的結合様式のことであり、骨との間にはカルシウムが沈着し、骨と生化学的に結晶レベルで結合すると言われる[6]。

チタンの表面に使われている材料がHAであり、HAコーティングインプラントとして根強い人気がある。

骨伝導能力に優れており、治癒期間も早く抜歯後即時埋入において優位とされている反面コーティングの剥離に疑問を持つ論もある。

カラー

フィクスチャー上部のカラー(研磨加工部)については大きく4つに分かれる。

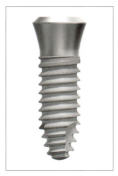
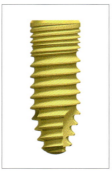

図1-10a　カラーの十分ある形態。　図1-10b　カラーの少ない形態。

(1)カラーの十分ある形態……主に臼歯部での1回法に応用される。カラーがあることの利点を応用し、審美よりも機能を重要視した形態である。メーカーによりティッシュレベルとも言われる(図1-10a)。

(2)カラーの少ない形態……主に審美領域に多用される。カラーの少ない分、骨が十分ある部位が応用範囲である。審美部位の抜歯即時で臨床応用されることもあり、メーカーによりボーンレベルとも言われる(図1-10b)。

(3)カラーのまったくない形態……すべてが粗造表面となり、主に上顎前歯部の審美部位に用いられる(図1-10c)。周囲に十分な骨があることが条件であり、フラップを開いた2回法が臨床応用されることが多い。カラーのない上部はマイクロチャンネル型もある。

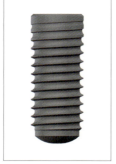
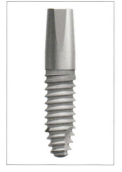

図1-10c　カラーのない形態。　図1-10d　アバットメントと一体となった形態。

(4)カラーと一体となっている形態……アバットメントと一体化したワンピース型であり、応用範囲は限られるが廉価版であり、1回でアバットメントまで装着される(図1-10d)。

一般にフィクスチャー選択の条件は、審美部位に埋入するか、機能部位に埋入するかで判断することを勧める。下顎臼歯部においてはカラーが十分ある形態、上顎前歯部に関してはカラーの少ない形態と考えて、フィクスチャーを選択するとよいであろう。

1.2 インプラントの基本

<u>プラットフォーム形態</u>

プラットフォーム形態とは、アバットメントとのコネクション(結合部)の形態のことである。側方力の咬合負荷に対し、いかにフィクスチャーが対応できるかが要の部分である。ポイントは接合部のマイクロギャップ(隙間)をいかに微小なものにするかであり、大きく分けてインターナル型・エクスターナル型・モーステーパー型(コニカル型)の3種がある。各メーカーがそれぞれに特徴を出しているが、現在はインターナル型、コニカル型が主流である。

(1)インターナル型……近年臨床応用が一番多く、もっとも一般的な形態である(図1-11a)。内面形態は三角形(トライアングル型)から六角形(ヘックス型)、八角形(オクタゴン型)とメーカーによりさまざまである。
(2)エクスターナル型……プラットフォーム面が外に凸出しており、安定性を図るためネジ部でしっかりと固定することが特徴である(図1-11b)。咬合負荷によるマイクロギャップからの感染や骨吸収、ネジの破折はインターナルよりも発生しやすいとされる。

インターナル、エクスターナルとも、ネジ締めをすることで微小漏洩による細菌感染を防ぐとされるが、これには限界があると言われる。そこで、モーステーパーであるコニカルコネクションが普及してきた。

(3)モーステーパー型……円錐型の界面であり、隙間のないデザインが特徴とされる(図1-11c)。研磨されたカラー部は少なく(ないものもある)、筒の内面にテーパー状に入り込むので水平的に見るとセットオフされており、プラットフォームスイッチングとして審美領域に特に有利に働くとされる。

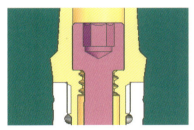
図1-11a　インターナル型。

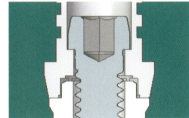
図1-11b　エクスターナル型。

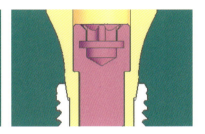
図1-11c　モーステーパー型(コニカル型)。(図1-10cを除く図1-9b～11の画像は京セラ社提供)

<u>PS(プラットフォームスイッチング)</u>

PS(プラットフォームスイッチング)とはインプラント直径よりもワンサイズ小さめの径のアバットメントを装着することである。

アバットメントコネクションが何も変化のない従来のPM(プラットフォームマッチング)と比較して、水平的にセットオフして変化をつけ、そこにコンタミネーションを集約させることは、プラットフォームの早期の杯状骨吸収(ソーサライゼーション)や歯肉の退縮を解決できるとされた。

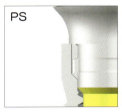
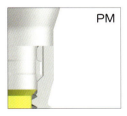
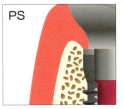
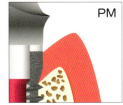

1 やさしいインプラントの基礎知識

2006年のLazzara[7]やVela-Nebotの文献がそのスタートであり、偶然の必然から出てきた現象である。

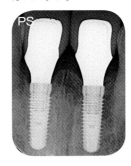
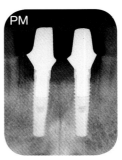

上顎前歯部にPSされているデンタルX線像（左）とPMのデンタルX線像（右）。PSはセットオフされているところで骨吸収が止まっている。PMは骨吸収が第一スレッドまで及んでおり、皿状になっている（ソーサライゼーション）。

PSによって周囲歯肉や歯間乳頭の退縮を防止することは、審美性のみならず長期的な予後に影響を与えると言われているが、EBMの信憑性やエビデンスレベルからも疑問視されることが多く結論が出ていなかった。

臨床的にPSがインプラント頸部周囲の骨吸収抑制に効果的であることは多くの報告があり、また、その作用機序もほぼ説明がされつつある。

しかし、PSをしたからといってすべてが炎症性の細胞浸潤層から骨吸収を防ぐことはできないことは明らかであり、スイッチングする大きさやカラーの有無、インターナルかコニカル型か取り外しの回数などによってもその吸収の度合いは異なる。PSによってすべてが解決するとは言えないことを理解すべきである。今後、さらなる生体力学および動物実験などによる組織・形態学的な基礎研究は必要であると考える。

アバットメント

アバットメントは審美領域と機能領域に分けて考える。上顎前歯部およびそれに伴う審美領域には、CAD/CAM設計によりカスタマイズされたジルコニアアバットメントを用いる。臼歯部においては、機能重視であるために既製のチタンアバットメントを用いることでも十分であると考える。埋入方向に限界があれば、既製でなく、CAD/CAMカスタムチタンアバットメントを用いる。これらは対咬関係に十分配慮したうえで選択する（図1-12〜14）。

現在は、上顎前歯部においてもその強度を重要視するためにチタンベースのジルコニアアバットメントを用いることが一般とされている。ジルコニアアバットメントを直接ネジで固定することは強度の面からも靭性に劣り、破折しやすいためである。

さらに角度がつきすぎる審美インプラントにはマルチアバットメントで対応したり、陽極酸化処理や、窒化処理をして歯肉色に合わせるといった審美的な工夫もなされている（図1-15）。

また舌側にアクセスホールが来るように角度付きのアバットメントをネジで固定する方法もある。ここでもインプラントメーカーの特徴が出ており、生体親和性と強度、耐久性、耐腐食性、技工操作性を総合的に鑑みて選択する。

1.2 インプラントの基本

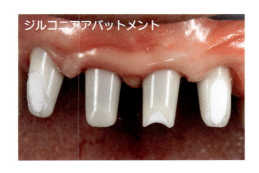
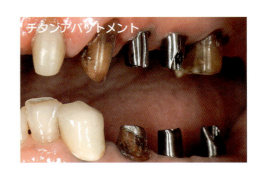

図1-12　審美領域である上顎前歯部にはチタンベースのジルコニアアバットメント、機能領域である臼歯部にはチタンアバットメントを用いる。

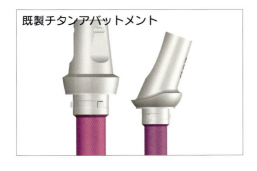
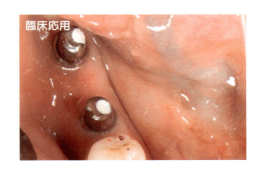

図1-13　既製アバットメントは角度や深さに制限がないものに臨床応用される。1回の印象で、アバットメントと最終クラウンまで製作できるので簡易である。

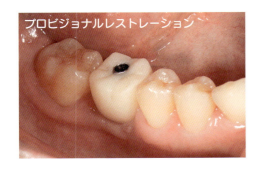
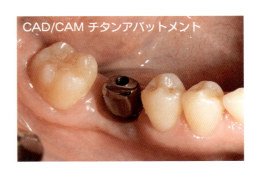

図1-14　角度、深さに制限があるものは、スクリュー固定されたプロビジョナルレストレーションを装着し一定期間咬合などを確認してから、カスタム印象を行う。

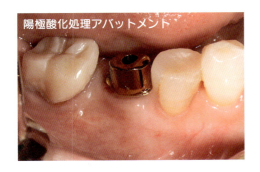
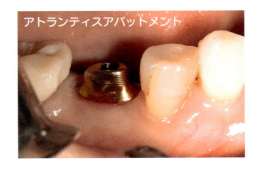

図1-15　臼歯部においては、CAD/CAMチタンアバットメントを陽極酸化処理したものや、アトランティスアバットメント（デンツプライシロナ）などの歯肉色に対応し生体親和性と審美性に優れたものも普及している。

1 やさしいインプラントの基礎知識

スクリュー

スクリューは、フィクスチャーとアバットメントを締結する重要なツールでありインプラントの心臓部とも言われる。これが緩むことにより上部構造が脱離しやすくなる。緩みから隙間ができると感染が起きやすく、インプラント周囲粘膜炎やインプラント周囲炎にまで波及する。よって必ず各社の決められたN数でアバットメントを締めなければならない。一般的に、25～35Nが適応締結力とされている（図1-16）。

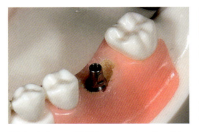
図1-16a　既製のアバットメントをセットしスクリューを挿入する。

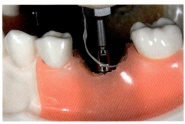
図1-16b　ドライバーを用いてスクリューを締める。

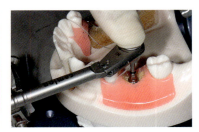
図1-16c　トルクレンチで最終締結を行う（30N）。

1.2.2　荷重時期について（即時荷重/早期荷重/通常荷重）

荷重時期については、基本的に通常荷重を推奨する。各社のインプラントの表面性状が変わったことでインテグレーションにも変化が起きている。骨結合が安定したことで荷重をかける時期が早まり、その分、患者にもわれわれにも有利な条件が揃ってきている現状ではある。しかし、荷重をかける時期は最低でも下顎であれば2～3ヵ月、上顎であれば3～4ヵ月は待つべきであると考える。

初期固定の状態にもよるが埋入時に安定した固定が得られれば、上記の時期の範囲内で次のステップに進み印象採得に入る。基本的なことを十分に考慮し理解したうえで、即時荷重の手技に入るべきである。

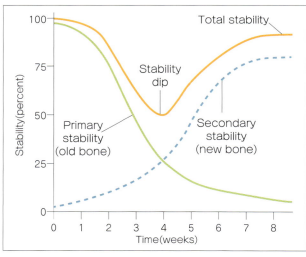

図1-17　埋入直後は初期固定により安定しているが、4週後になると安定性が脆弱となる。最低でも術後8週以降にインプラントは安定する[8]。

左図は荷重の時期に関しての文献であり、これを参考にすると埋入して1週間程度は安定した初期固定が得られている。しかし術後4週目になるともっとも安定がもろくなり、インテグレーションに影響する。これによると、2～4週目は荷重をかけてはいけない時期であり、ここで荷重がかかるとインプラントと骨との固定は達成できなくなり動揺し、脱落する危険がある。そして4週目を過ぎると二次的な安定が得られるように骨状態も回復してくる（secondary stability）。

総合的に安定するのは8週以降であり、それを過ぎて二次手術に進むか、印象採得の段階に入ることが望ましい(total stability)。

一番危険とされる術後2〜4週目は、インプラント埋入により既存骨(old bone)がリモデリングする時期である。術後4〜6週目を見ると新しい骨(new bone)が形成される時期であり、安定した骨に変化する時期である。術後2週目から6週目は骨状態が安定しておらず、この時期に荷重をかけてはならないと考える。よって、早期荷重に関しては十分に注意して施術する必要がある。

即時荷重を考える際も同様であり、術後に即時に荷重をかけてもその後安定性は低下してくる。これらを鑑みて、少数歯埋入に関しては即時荷重、早期荷重は避けるべきであると考える。

もちろん初期固定のN数、骨質や骨密度、対合歯などの周囲環境にもよるが、即時荷重を1〜2本で行うべきではなく、全体の荷重として捉えるべきである。

埋入において初期固定が得られない場合、すぐにインプラントを除去するのではなく2回法にして十分な時期を待ち(6〜8ヵ月)荷重をかけると安定するのはよく見られるケースである。

1.2.3 フィクスチャーの直径と長さはどのように選択するか？

一般的に小臼歯部は直径が4mm以下のもの、大臼歯部は4mmを超えるものが推奨される。基本的に頬舌幅にフィクスチャーが露出しないこと、近遠心距離で十分な安全域内であることが望ましい。

長さに関しては、長いほど維持安定するのは当然であり、インテグレーションにも優位性がある。CTシミュレーションを行い、神経・血管などの解剖学的な制約がなければ、長さのあるものを選択する。一般に10mm以上の長さが推奨される。

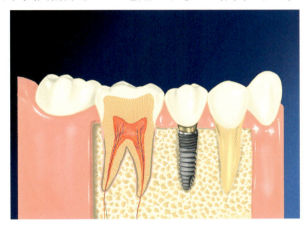

1.3 治療の流れ

1.3.1 成功の6ステップ

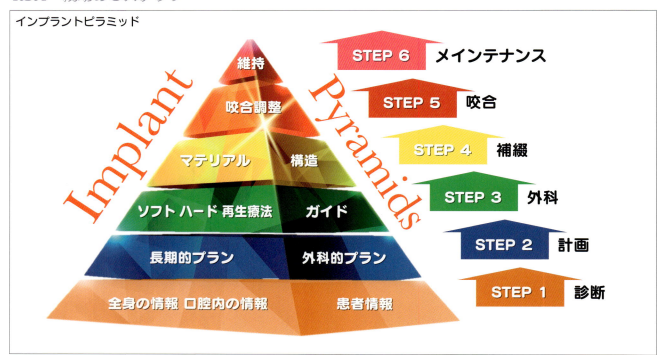

図1-18　インプラントピラミッドによる成功の6ステップ。

インプラントピラミッド

　インプラント治療の流れは大きく6つのステップに分けられる（図1-18）。常に成功するためのシンプルな法則は、6つのステップを順を追って行うことである。何ら難しいものではない。どんなに慣れても、この手順を1つずつ確認することである。

STEP 1　診査診断

　最初のステップは診査診断である。全身情報、口腔内情報、患者情報を元に、治療の可否を含めて総合的な診断を行う。しっかりと情報収集し、診断材料を揃えなければ正しい診断を行うことはできない。診断材料の不足はリスクを見落とし、無用なトラブルを招くことにつながってしまう。また、パノラマによる診断はインプラントにおいては不可能であり、CTによる三次元診断が必須である。

STEP 2　治療計画

　長期計画では、初診からメインテナンスへの移行まで、ロングスパンの計画を立てる。治療は最低でも3～4ヵ月、さらには年単位に及ぶこともあり、患者へのヒアリングを含め生活への配慮も必要である。短期プランでは、術式と、埋入位置の設計を行う。ポイントはアクセスホールの位置であり、設計はそのままアバットメントや補綴の位置に影響する。治療計画は、再評価し常に見直す。

1.3 治療の流れ

STEP 3 外科

安全で質の高い埋入を行うためにサージカルガイドは必須である。軟・硬組織の造成が必要な場合には、埋入前か同時か、もしくは二次手術時に行う。外科手術を行った後には安定を待ち必ず再評価を行う。さらに、再生医療なども積極的に併用する。埋入から二次手術、また上部構造の印象まで最低でも３ヵ月の期間を待つ。

STEP 4 補綴

マテリアルの選択や補綴構造は長期予後に直結する重要なポイントである。アバットメントの選択から最終補綴、セメント仮着かスクリュー固定か、慎重に判断する。

STEP 5 咬合

最後に咬合調整を行い機能回復の確認をもって治療は終了となり、初めてメインテナンスへと移行する。特に重要なのは、対合歯が欠損歯か天然歯かであり、これらは長期的予後に影響する。咬合調整は治療の最終確認となる重要なステップであり、確実に行わないと、インプラント周囲炎や早期脱落の引き金となる場合があるので十分注意する。

STEP 6 メインテナンス

天然歯のメインテナンスとは別に、インプラント周囲の骨や歯肉の状態や炎症の確認と、咬合調整を継続的に行う。特に咬合調整はこれらすべてに関連するため、毎回のメインテナンス時に初めに行うべき重要項目である。

参考文献

1. Blanes RJ, Bernard JP, Blanes ZM, Belser UC. A 10-year prospective study of ITI dental implants placed in the posterior region. I: Clinical and radiographic results. Clin Oral Implants Res 2007;18(6):699-706.

2. Misch CE, Misch-Dietsh F, Silc J, Barboza E, Cianciola LJ, Kazor C. Posterior implant single-tooth replacement and status of adjacent teeth during a 10-year period: A retrospective report. J Periodontol 2008;79(12):2378-2382.

3. Yurkstas AA. The effect of missing teeth on masticatory performance and efficiency. J Prosthet Dent 1954:4(1)120-123.

4. Li J, Xu H, Pan W, Wu B. Association between tooth loss and cognitive decline: A 13-year longitudinal study of Chinese older adults. PLoS One 2017;12(2):e0171404.

5. Zhou W, Liu Z, Song L, Kuo CL, Shafer DM. Clinical factors affecting the accuracy of guided implant surgery--a systematic review and meta-analysis. J Evid Based Dent Pract 2018;18(1):28-40.

6. Krauser JT, Boner C, Boner N. Hydroxyapatite coated dental implants. Biological criteria and prosthetic possibilities. [Article in French] Cah Prothese 1990;(71):56-75.

7. Lazzara RJ, Porter SS. Platform switching: a new concept in implant dentistry for controlling postrestorative crestal bone levels. Int J Periodontics Restorative Dent 2006;26(1):9-17.

8. Raghavendra S, Wood MC, Taylor TD. Early wound healing around endosseous implants: A review of the literature. Int J Oral Maxillofac Implants 2005;20(3):425-431.

1 やさしいインプラントの基礎知識

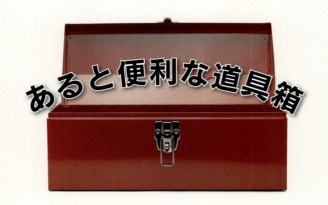

あると便利な道具箱

①CO_2レーザー
（オペレーザーPRO／ヨシダ）

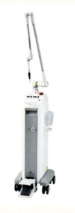

　二次手術におけるパンチングや切開線のマーキング、抜糸時の感染防御のための蒸散、遠赤外線効果による治癒促進、さらにはインプラント周囲炎における肉芽組織の除去などその効果は優れ、インプラント臨床における応用範囲は広い。メスを使わないので患者に優しい治療が行える。

②ピエゾ付インプランター
（Surgic Pro＋とVarioSurg3／ナカニシ）

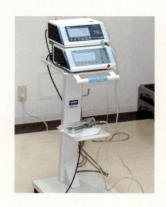

　インプランターとピエゾが二段で一式揃い、スイッチの切替えで便利に使用できる。埋入時における皮質骨の穿孔、骨整形、ブロック骨採取、上顎洞底挙上術など、必要な時に準備の手間がかからずストレスがない。本セットは場所をとらずにコンパクトである。

③電解酸性機能水生成器
（EO-005／セルフメディカル）

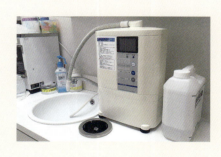

　アルカリ水と食塩水を電気分解することにより次亜塩素酸（HClO）を主成分とする酸性水（EO水）を生成する機器である。主に、サージカルガイドの除菌、手術前のうがいによる口腔内の洗浄、また、止血効果にも非常に優れており、まさにあると便利なグッズである。

④踏み台
　アシスタントの視点が上がり、アシスタントワークが楽にできる。重ねることで高さ調節が可能なものもある。

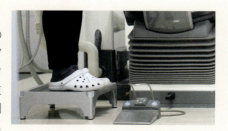

⑤メイヨー台
　術者とアシスタントの双方に手が届く位置に手術器具を置くことができる。移動式で使いやすい。

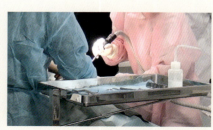

2

やさしい サージカル ガイド

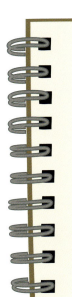

【この章で学んでいただきたいこと】

- ☑ ガイドを使う意味を理解する
- ☑ ガイドの種類と特性を知る
- ☑ 臨床ケースに学ぶ
- ☑ ピンポイント埋入の条件を学ぶ
- 【動画】1からわかるサージカルガイドのステップ（37ページ）
- 【動画】初めてのガイド埋入（43ページ）

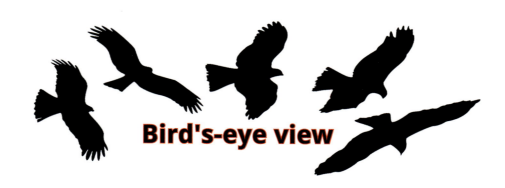

　サージカルガイドを使うことによって何が変わるのか？　臨床術式にとどまらず、すべてが変わると言っても過言ではない。インプラント治療において最優先すべきは「安全」であり、ガイデッドサージェリーによって、誰もが経験や技量の壁を越えて設計どおりの安全な埋入を行うことが可能となる。

　設計どおりの「ピンポイント埋入」が達成できると、補綴もおのずと設計どおりとなり、トップダウンとボトムアップの理想的なファイナルへのシナリオが見えてくる。「安全な埋入」と「質の高い補綴設計」は根本は同じであり、同時に達成できる。しかし、それにはガイドの精度がポイントとなってくる。精確なガイドであれば、設計から上部構造まで治療全体をコントロールすることが可能である。筆者はこのように包括的で高精度なガイドを「インプラントガイド」と定義し、手術を目的とするサージカルガイドとは分けて考えている。筆者が使用するエールガイドはそのひとつである。常に安全で質の高い治療が提供できるのが、インプラントガイドの醍醐味である。

　結果がすべてである。インプラント治療が安全性を確保し、もっと一般的な治療法となって社会に貢献するには、すべての治療にサージカルガイドを用いるべきであると考える。

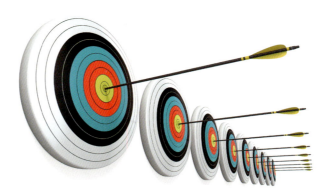

2.1 サージカルガイドの基礎知識

2.1.1　サージカルガイドの定義──ピンポイント埋入でなければならない！

　サージカルガイドとは、インプラント埋入手術において、ドリルの位置、方向、深さを設計したとおりのポジションへ正確に導くものである。使用する第一の目的はピンポイント埋入による安全性である。唯一の目的といっても過言ではない。ガイドの普及によって、インプラントは経験や感覚だけに頼る埋入から脱却し、やさしく安全に埋入できる治療法へと初めて大きく舵を切ったと言える。筆者自身のインプラントも、本当の意味で予知性のあるものへと変わっていったと思う。しかし、これほどのインパクトをもたらしたサージカルガイドであるが、残念ながら、まだ一般的でなく成熟しているとはいえないのが実情である。

　円滑なガイデッドサージェリーにおいては、ガイドは脇役となり手術の邪魔をしない。準備に時間や手間がかかったり、手術当日に適合調整が必要となるなど、ガイドを使うために熟練が必要では、本末転倒となってしまう。手術は複雑になるほどミスを誘発し、術者にもストレスがかかることとなる。

　これからサージカルガイドを導入するのであれば、インプラントメーカーに付随したガイドシステムにこだわらず、実際にピンポイント埋入という結果が得られるのか、ストレスなく使えるのか、という観点も参考とするべきであろう（図2-1、2）。

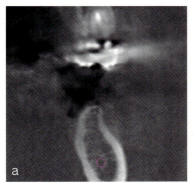 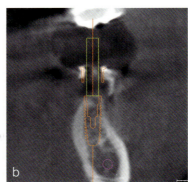 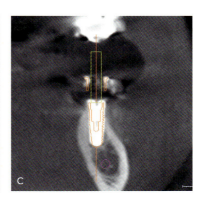

図2-1　術前の状態（a）と設計した状態（b）と実際の埋入後の確認（c）。術後のCTは理想的な位置にピンポイント埋入されている（エールガイド使用）。

2.1.2　サージカルガイドがもたらした功績──難ケースにこそ正確な埋入が必要！

　サージカルガイドによる安全の相乗効果として、これまでインプラント適応外であったケースでも対応できるようになった。例えば、骨量が少なかったり、骨形態が複雑でドリルが滑ったりブレたりする場合でも、安定するので埋入が可能となる。抜歯後即時埋入においても、ドリルが抜歯窩に流されることなく計画したポジションに埋入できる。審美領域においてそのメリットは特に大きい。また、何よりも、フラップレス埋入が行えることはサージカルガイドの一番の特長であり恩恵であろう。骨の幅や高さが少ないなど一定の条件が揃わなければ、フラップを開けて明視野での術式とする。

2 やさしいサージカルガイド

　難ケースにこそ正確な埋入が必要である。安全性だけでなく、インプラントの適応範囲を広げ、条件の悪いケースにおいても質の高い治療を行うことを可能としたサージカルガイドの功績は大きい（図2-3～10）。

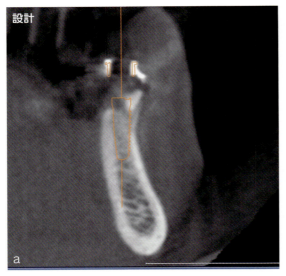 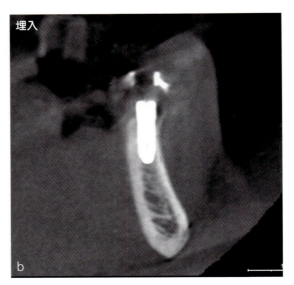

図2-2　残根がある下顎前歯部への埋入。この狭いエリアにピンポイント埋入できるか否かがサージカルガイドの決定的な決め手となる。

サージカルガイドがないと埋入困難なケース
抜歯後即時埋入

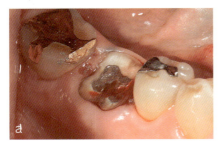 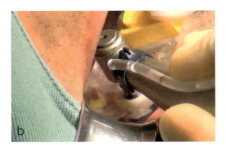 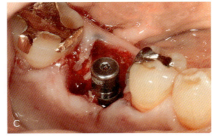

図2-3　6⏌の抜歯窩の歯槽中隔部へのピンポイント埋入。ギャップは骨補填材料と吸収性メンブレンでカバーした。このような歯槽中隔部の抜歯後即時埋入はサージカルガイドがないと困難であり、ガイドによってもたらされた恩恵と言える。

2.1 サージカルガイドの基礎知識

骨吸収の大きなケース

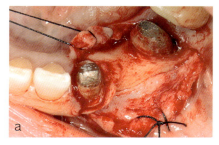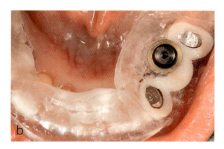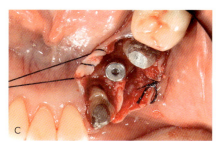

図2-4　4̄部。頬側の骨吸収が大きく、骨幅が狭い。埋入の安全域は思いのほか舌側である。ガイドによる位置決めを行わないと、舌側にパーフォレーションする可能性があり、危険な埋入となる。

骨頂が尖ったケース

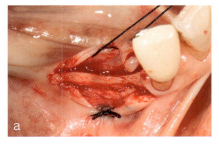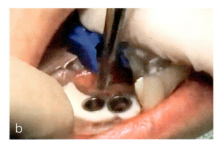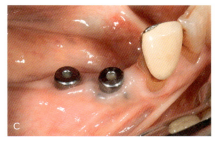

図2-5　基底骨は十分な幅があるが、骨頂がバードビーク状に狭く尖っている。フラップを開けてもドリルが滑って埋入自体が困難である。

骨幅が狭いケース

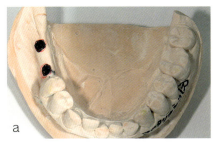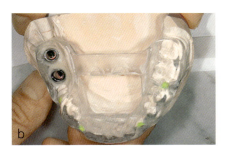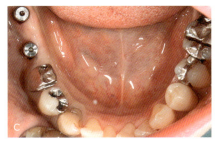

図2-6　本来ならフラップを開けるケースであるが、ここでは患者環境によりフラップレスによる1回法を選択。精確なガイドがあればこのような埋入も可能となる。術後に結合組織移植術（CTG）を行う。

両側にわたる多数歯欠損ケース

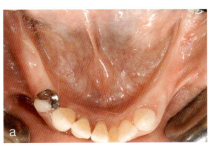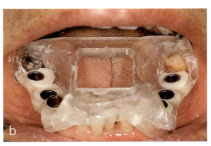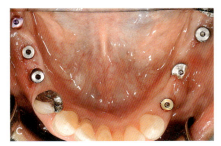

図2-7　第三大臼歯残根を残し、支持を確保したことで、このようにシビアなケースでも1回の手術でフラップレスでの6本のピンポイント埋入が可能となる。

2 やさしいサージカルガイド

第二大臼歯部への埋入ケース

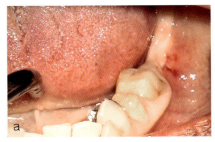 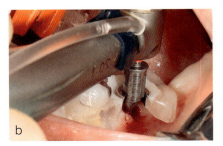 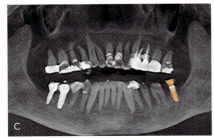

図2-8 開口量が確保できない場合でも、チャンネル型で対応できる。安全な埋入には、モディファイドチャンネル型（C型エールガイド）を使用する。

無歯顎ケース

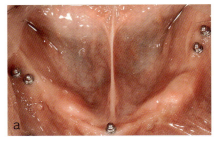 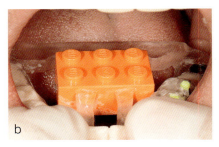 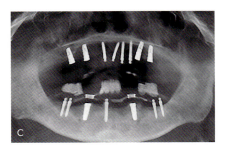

図2-9 暫間インプラントに固定を求めることでサージカルガイドを製作し、その後にインプラントの診断と設計を行う。

二次手術への応用

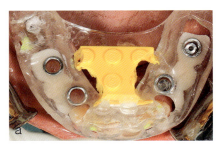 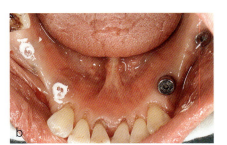 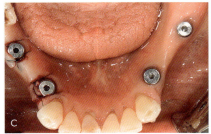

図2-10 スリーブ孔の上からPIP塗布やレーザー照射を行うことで、粘膜下の埋入位置を確認する。これによりミニマムな切開が可能となる。またレーザーパンチングによる二次手術もスムーズに行える。浸潤麻酔位置の確定も容易。

2.1.3 サージカルガイドの種類——ガイド孔はスリーブ型が主流

　サージカルガイドのベースは大きく分けて3種類ある[1]。1つは加圧成形器などで圧縮するスキャンプレート型、2つめは樹脂を積層する光造形型、3つめは3Dプリンター型である（図2-11）。

　ドリル孔の形態は主にチューブ型、スリーブ型、チャンネル型の3つである（図2-12～14）。スリーブ型は、ファーストドリルからフィクスチャー埋入まで、すべてが一連で行えるため、もっとも正確に埋入でき、現在の主流となっている。欠点は上からドリルを挿入するために、臼歯部や開口量の少ない患者には不向きであり、術前に開口量の確認が必須である。チューブ型はファー

2.1 サージカルガイドの基礎知識

ストドリル（パイロットドリル）だけにガイドを使用するもので、その後はガイドを外してフリーハンドでの埋入となる。埋入位置は決まるが、深さや角度の保証はなく経験や感覚に頼る部分が大きくなる。チャンネル型はスリーブ型と同様に、すべてのドリリングを行い、フィクスチャーまで埋入できるが、スリーブが半月状であるため、ドリルが頬側に逃げやすいという欠点がある。

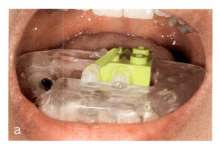 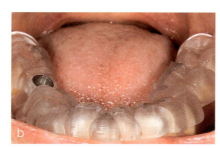 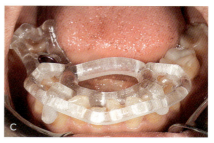

図2-11　同一患者による(a)スキャンプレート型、(b)光造形型、(c)3Dプリンター型の3種類の比較。製作方法によって材質や形態や適合にそれぞれ違いがある。

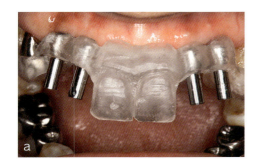 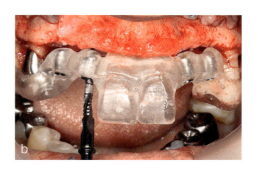

チューブ型ガイド

図2-12　パイロットドリルのみに使用できる。その後はガイドを外してドリリングを行う。角度や深さの確認ができない。

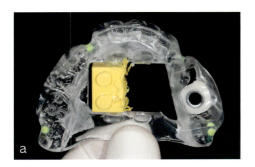 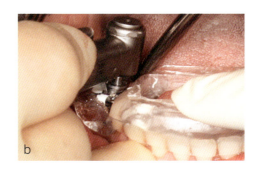

スリーブ型ガイド

図2-13　ドリルからフィクスチャー埋入まで使用でき、正確な埋入が可能である。ただし、部位により、開口量の制約がある。

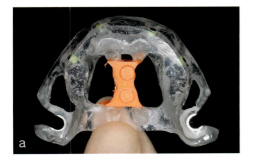 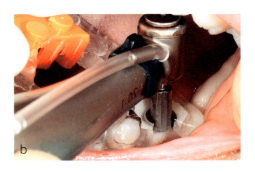

チャンネル型ガイド

図2-14　スリーブが半月状になっている。利点は開口量の少ない第二大臼歯部埋入に対応できることである。C型によりさらにその精度は増す。

2 やさしいサージカルガイド

2.1.4 サージカルガイドの固定タイプ──強固な支持と安定は絶対条件！

サージカルガイドの固定には大きく分けて、(1)歯牙支持、(2)粘膜支持、(3)骨支持(インプラント支持)がある(図2-15)。少数歯欠損であれば、歯に支持を求めたサージカルガイド(歯牙支持)を使用する。強固な支持を得ることができれば、多数歯欠損、片側遊離端、両側遊離端、すれ違い咬合にも対応は可能である。粘膜支持は不安定であり、強固な支持を得るのは難しい。

基本的に、現在使われているサージカルガイドのほとんどは少数歯欠損が対象であり、遊離端欠損や全顎欠損には対応していない。安定した支持が得られないことが主な理由である。安全な埋入を行うには、左右および前方の3点において粘膜ではなく安定したインプラント支持を確保したい。

サージカルガイドの固定タイプ

歯牙支持	粘膜支持	骨支持

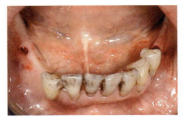
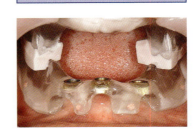
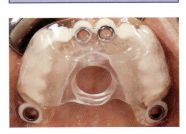
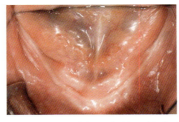
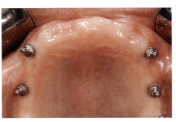

図2-15 サージカルガイドには3つの支持形態(歯牙支持、粘膜支持、骨支持(インプラント支持))がある。

2.1.5 埋入方法──サポートキーを使うか使わないか

ガイデッドサージェリーには、大きく分けて2通りのシステムがある。ひとつは、直径を変えずにドリルの深さを変えていく方法、もうひとつは、ドリルの深さは変えずに直径を変えていく方法である。直径を変えるシステムはドリルを変える都度、直径の異なるサポートキーを使用する難しさがある(図2-16)。筆者の経験上であるが、ガイドを使った埋入は少ない手順でテンポよく一気に行うほうがうまくいき、エラーを起こすリスクも低い。どちらの場合も、一度ガイドを装着したら、パンチング時を除いてフィクスチャーを埋入する最後まで外さないことが大原則である。

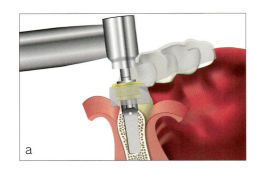
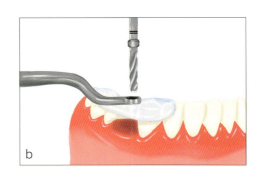

図2-16 サポートキーを使うとその分開口量は制限される。特に第二大臼歯部への埋入は困難となる。また手術の手順も増え複雑化するために、ガイドのズレも生じやすくなるので、注意が必要である(b)。

2.1 サージカルガイドの基礎知識

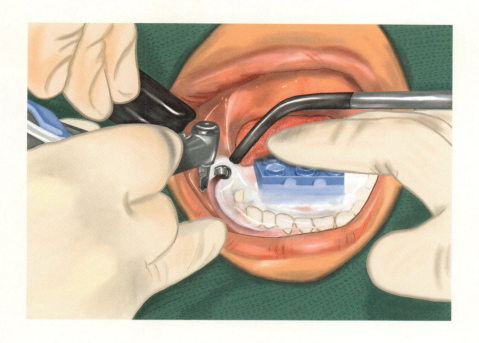

サージカルガイドは本当に安全か？
──口腔内の適合とスリーブの精度は必須！

　理論上安全であるサージカルガイドが、本当に臨床において安全であるためには、さまざまな問題をクリアする必要がある。特に適合とスリーブ孔の精度は必須条件である。仮に角度が5度ズレると、13mmのフィクスチャーの先端は1.13mmズレることになる。インプラント埋入において1mmのズレは大きい。安全性を担保するには、ガイドの左、右、中心のどこを押さえても、浮いたりガタつきがなく、スリーブは正確なデータを元にコンピュータ設計されている必要がある。しかも、100ケースあれば100ケースすべてにおいて精度を確保しなくてはならず、実質的には不可能ということになる。しかし、安全性を確認する方法はある。完成したガイドを患者に装着しCT撮影を行うことである。このように安全性を確認することによって、そのガイドは初めて、未知の不安なものではなく、術者のコントロール下にある信頼できる「手術道具」となる。サージカルガイドが原因の事故やトラブルは絶対に避けなければならない。CTによる被曝を問題視する考えもあるが、インプラント埋入において術前のガイドを装着してのCT確認は必須事項である。

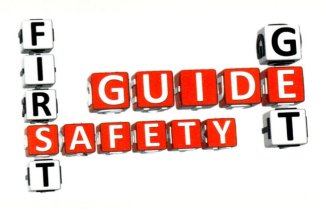

2.2 サージカルガイドの臨床のポイント

2.2.1 手術前──適合、スリーブ位置の精度確認、シミュレーションは必須！

　CTによる最終確認の前に、必ず行うべきふたつの条件がある。ひとつは、サージカルガイドを患者の口腔内に装着して最終的な適合確認を行うことである。この段階でズレや浮きがあったら、手術を延期して再製作するべきである。適合調整のために内面を削ったら、その時点でスリーブにも誤差が生まれデジタル設計した意味がなくなってしまうので、ガイドの内面の適合調整は行ってはならない。もうひとつは、実際に使用するガイドバーを使った埋入シミュレーションである。バーが入る開口量が確保できなかったり、あるいはコントラがガイドの辺縁に干渉すれば、手術は不可能である。筆者は、手術当日ではなく余裕をもって1週間から10日前に適合の確認、開口量、ドリリングのシミュレーションと、最後にCTによる確認を行っている（図2-17）。最終的なインフォームドコンセントもこの時に行う。

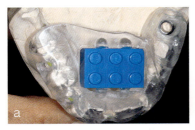 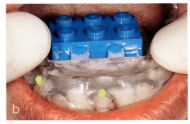 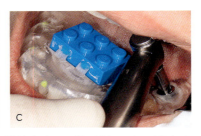

図2-17　手術の約1週間前には、実際にガイドを口腔内に装着して前後左右にブレがないか、適合の最終確認と開口量のチェック、ドリリングのシミュレーションを行う。

2.2.2 手術中──ヒューマンエラーに注意！　手指の感覚とアシスタントの協力が不可欠！

　せっかく準備したサージカルガイドも実際の手術で正しく使えなければ意味がなくなってしまう。術中に外れたり大きく浮けばエラーに気づくことはできるが、微小に浮いた場合、気づかないままドリリングが行われる可能性がある。こうなると安全は担保されず、逆に危険を招くことにつながってしまう。特に術中は、患者の息遣いや頭の向き、舌圧など予期せぬアクシデントも想定される（図2-18、19）。アンカーピンで固定するサージカルガイドもあるが、ほとんどのガイドにおいて適合を保ったままドリリングするには、アシスタントの協力は不可欠であり、事前に取扱方法やポジショニング、バキュームを入れる位置などを指示しておく。各社から提供されるサージカルガイドのマニュアルや注意点を術者だけでなくアシスタントも熟知していること、積極的にガイドを押さえるようサポートを促すことも成功のポイントのひとつとなる。

　安全な埋入のために、精密なサージカルガイドを正しく使う[2]ことはここまで述べてきたとおりである。しかし、もっとも重要視すべきは、ドリリング時の手指の感覚や患者からのサインであり、たとえサージカルガイドがあっても、ない場合と同様にCTで確認した骨形態や神経の位置を想像して施術することである。

　インプラント埋入手術を難しくする大きな要因は、見えない骨の中を標的にする点にある。フ

ラップを開けても見えるのは骨表面だけであり、その下にある形態を直接見ながらドリルすることはできない。どんなに精確なガイドを使っても、見えない骨の中をドリルするという点は同じである。過信は禁物であり、感覚を研ぎ澄ませて慎重な埋入を行うべきである。

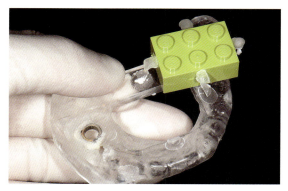

図2-18 舌の大きな患者や舌圧が強い患者の場合にはブロックをすべて切り取る。

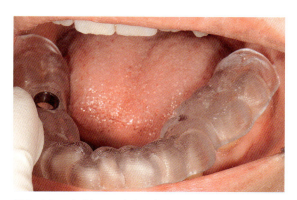

図2-19 左側の臼歯部が浮いている。このように浮きがある状態では絶対に手術をしてはならない。

2.2.3 手術後──埋入位置の確認と説明は義務！

手術後の患者への説明は重要なことであり、インフォームドコンセントにおける義務でもあると考える。術後のCTを見せて、術前の診断と比較し予定どおりの位置に埋入できたことを説明する。ガイデッドサージェリーのメリットは、安全で低侵襲な質の高い埋入であり、その治療結果をしっかりと伝えることは、患者の安心と、術後のモチベーションにもつながる(図2-20)。

術後の注意点は、通常の外科処置と同様である。1回法でヒーリングアバットメントを露出させた場合、手で触ったり、舌で遊んだりすると、インテグレーションの遅れにもつながるので注意を促す。

図2-20 術後のCTを使った説明。手術結果を患者が確認することで治療への理解と信頼感が深まる。

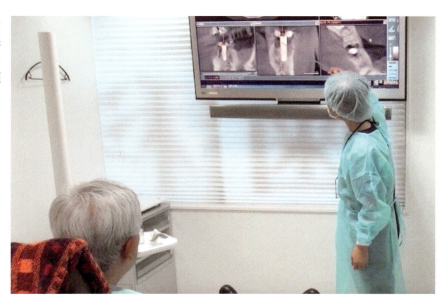

2 やさしいサージカルガイド

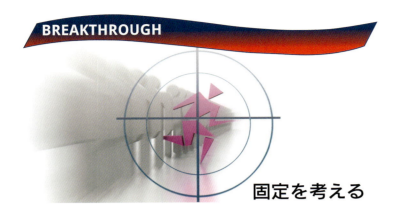

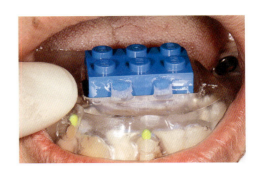

固定を考える

　サージカルガイドの条件は、口腔内に完全に適合して動かないことである[3]。その支持が難しい場合でも、工夫できる一例を紹介する。
　多数歯欠損において、残根や抜去予定の歯があればできる限り保存してガイドのアンカーとして利用し、埋入後に抜去する方法がある。粘膜による支持しか得られない場合の臨床応用としては、暫間インプラントを埋入し、サージカルガイドのアンカーとすることもひとつの方法である。また、アンカーピンを用いる埋入方法もある[4]。筆者は可能な限り多数の暫間インプラントを埋入した手法を用いている。この暫間インプラントは最後まで保存しておき、義歯のアンカーとしても使用する。

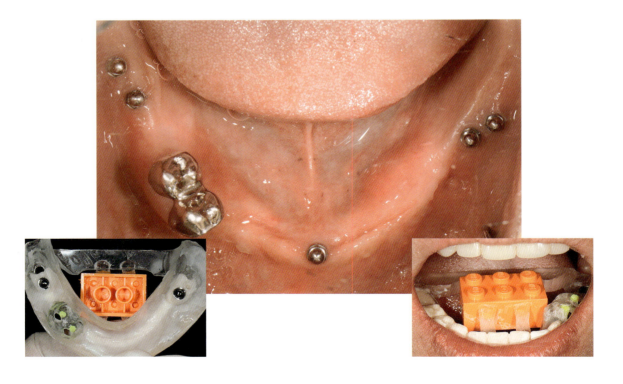

　多数歯欠損や遊離端欠損については、対応していないサージカルガイドもあるので各メーカーに確認が必要である。

2.3 各種サージカルガイドの製作の比較と実際

2.3.1 各種サージカルガイドの製作の実際──フルデジタル vs セミデジタル

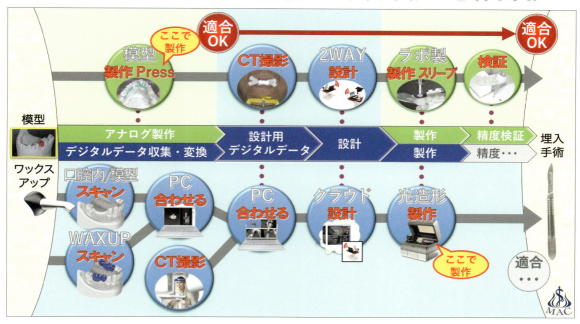

図2-21　フルデジタル（下）とセミデジタル（上）のサージカルガイドの製作過程の違い。

　図2-21は、エールガイドを例にしたスキャンプレート型の製作工程と、一般的なフルデジタルガイドの製作工程の比較である。口腔内情報と、CT撮影したDICOMデータを使用して設計を行う点は両者ほぼ同じであるが製作方法はまったく異なる。比較のポイントは、(1)口腔内情報をどのように収集、デジタル化するか、(2)それをどのように設計用データに変換するか、(3)設計は誰がどのように行うか、(4)どのように出力（製作）するか、(5)精度検証をどのように行うか、である。市場には多くのサージカルガイドがありすべてを把握することは困難であるが、この5つのポイントを比較することで違いが見えてくる。特に重要となる安全の分岐点は、(1)のデータの精度と(5)の最終的な検証と言えるであろう。また、一般的に製作工程は少ないほど誤差は生まれにくい。

2.3.2 フルデジタルガイドとは──スキャンしたデータを元に最終製作まで行う

　現在各社から提供されているサージカルガイドは、フルデジタルの製品がほとんどであり、CT撮影したDICOMデータと、口腔内や模型をスキャンしたSTLデータを元にして設計から製作までを行う[5]。フルデジタルの利点は、データ収集からガイド製作までのすべてがPCを使って行えることである。また、設計データは、最終的に3Dプリンターなどを使って正確に出力できる。しかし、どんなに正確に出力できても、元となるデータに誤差があればそのまま誤差のあるガイドとなってしまう。データ変換による誤差や、CTの歪みや撮影誤差にも考慮する必要がある。PCでの作業は、あくまでもバーチャルな作業であり、安全な埋入のためには、アナログである実際の口腔内とのマッチングがポイントとなる。適合調整で手術前に内面を削ってしまったら、そのガイドはデジタル設計した製作物ではなく、アナログの製作物となってしまうので注意が必要である。ここが落とし穴であり、重要なポイントである。

2　やさしいサージカルガイド

もうひとつ、3Dプリンターや光造形法は、保存方法など変形を防ぐための取扱いにも注意する。

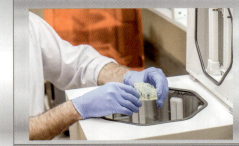

3Dプリンター（光造形）型

データ収集から製作までの一連をデジタルで行うサージカルガイドである。デジタルは正確である反面、DICOMデータとSTLデータを合わせたり設計する際に誤差が生じる可能性があるので注意が必要である。誤差の確認を行わずに3Dプリンターや光造形で製作するのはリスクが高く、デジタルは万能ではないことを理解するべきである。

2.3.3　スキャンプレート型とは──誤差の少ないセミデジタルガイドである！

　スキャンプレート型の製作方法は、フルデジタルガイドとまったく逆である。最初にガイド本体となるスキャンプレートを手作業で製作してから設計に入る。設計データは口腔内とガイドを一緒にCT撮影することで、正しくマッチングされ、アナログからデジタルへの変換や合わせるための誤差も生じない。口腔内の適合（アナログ）から始まる点はフルデジタルにはない大きな特長である。欠点として、フルデジタルガイドはデータ転送が可能であるのに対し、スキャンプレート型は模型やガイド本体を歯科技工所に送付するため、その分の時間と手間がかかる。

　筆者が使用するエールガイドもこのスキャンプレート型であり、アナログとデジタルの併用が、現時点における最良の方法であると考えている。エールガイドについてはこの後詳しく述べ、さらに治療テクニックから、より正確に、よりやさしく、より安全に埋入するための最新の基本術式を解説する。

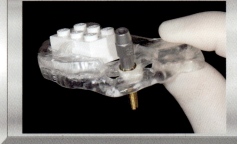

スキャンプレート型

デジタルとアナログをフュージョンさせたサージカルガイドである。模型からプレスしたガイドを患者の口腔内に装着して確認するところからスタートする。口腔内で適合済のガイドを元に設計と製作を行い、さらに最終的にCT上でズレのないことを確認して完成となる。

2.4 エールガイドとは

2.4.1 エールガイドの特長――結果重視のインプラントガイドである！

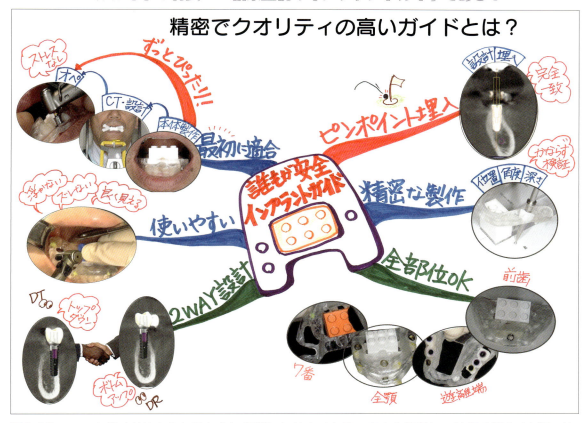

図2-22 エールガイドは1歯欠損から無歯顎にも対応できる。安全を確保し、治療の質を上げるインプラントガイドである。

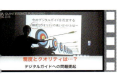

【動画】1からわかるサージカルガイドのステップ

誰もが正確で安全に埋入できるサージカルガイドについて徹底解説。

　エールガイドは、筆者が既存のサージカルガイドに満足できずに開発したサージカルガイドである。安全性を担保しながら、少数歯欠損から多数歯欠損、全顎的なケースにも対応できる。
　基本は、デジタルデータを活用したアナログ製作である。CAD/CAMが精度も質も歯科技工士の手作業にかなわないように、エールガイドも手作業を基本としている。
　筆者はすべてのインプラント埋入にエールガイドを使用し、その結果ピンポイント埋入を達成している。エールガイドは手術のためのガイドでもあり、補綴のためのガイドでもある。精度が高く包括的な治療ができるこのガイドをサージカルガイドではなく「インプラントガイド」と定義し、二次手術などにも応用している。
　エールガイドの精度とクオリティをマインドマップで解説する（図2-22）。これらはすべて、安全という中心点でつながっている。

2　やさしいサージカルガイド

ピンポイント埋入

　ピンポイント埋入とは、術前の設計と術後の埋入位置がぴったり一致した1mmの狂いもない手術結果のことである。すべての術者にとって、理想の到達地点であり、目標と言えるであろう。

　エールガイドにとってのピンポイント埋入とは、「安全」を目に見える形で表した品質の約束である。そのこだわりは他と決定的に違う製作方法にあり、デジタルとアナログの融合がその答えである。

　筆者は、「ピンポイント埋入」こそが、今後インプラント治療が社会に浸透し、受け入れられていくためのキーワードとなっていくと考えている。

精度の理由

～最初に適合～

　「すべては口腔内の適合から始まる」口腔内にぴったり合うベースを、最初に作ることが製作のスタート地点である。現物（アナログ）がベースなので、口腔内との誤差が出ればその確認は容易である。

～精密な製作～

　精度を維持するため、専門の歯科技工士によるアナログ製作を基本にデジタルで設計を行う。最後にスリーブの座標値をアナログで「検証」してから完成となる。

～使いやすい～

　安全を確保するためには、ヒューマンエラーを防ぐ工夫が必要である。アシスタントが押さえやすい形状や、適合確認の目印となるカラーマークなど必要に応じて常に改良を加えている。

ハイクオリティの理由

全部位OK

　精度と強固な適合によって、少数歯欠損だけでなく多数歯欠損までオールマイティに使用できる。開口量のない第二大臼歯部においても対応可能である。ケースを選ばずに使用できるよう必要に応じて、歯科技工士がカスタマイズを行っている。

2WAY設計

　歯科技工士が専門分野を活かしてトップダウン with ボトムアップの設計に参画することで、複眼的で質の高い設計となる。また、設計指示は、インターネット経由で同時遠隔操作で行うため、Drの考えを製作者である歯科技工士にストレートに伝達できる。これは、エールガイド独自のダイレクトオーダーシステムである。

　番外として、素材の変形や保管に対しても取扱いが容易である。また専用のソフトウェアの操作を覚える必要もない。コスト面でも、ハイスペックなPCや高額なソフトウェアの購入はなく、初期費用0円、年間ライセンス料0円、いつでも製作費のみである。サージカルガイドは、費用面で手が届かない特別なものであるべきではないというのが筆者の考えである。

2.4 エールガイドとは

2.4.2 エールガイド製作の実際

ここではセミデジタル型ガイドであるエールガイドの実際の製作過程を簡単に解説する。

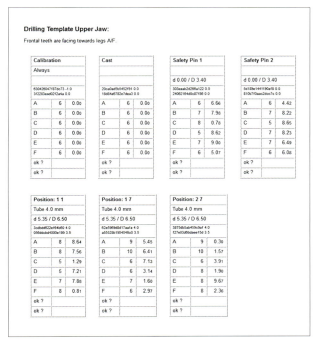

図2-23 実際のガイド製作のデータ。すべて数値化され小数第二位まで正確に反映される。

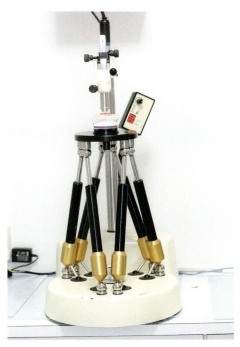

図2-24 ガイド製作の機器。

　設計されたデジタルデータは、Lower Foot（A〜F）と Upper Foot（1〜6）からなる合計12個のデータとして出力される。このデータは、PCからガイド製作機器にオートマチックで入力され、設計どおりのスリーブ孔が付与される。仮に12個のデータが正確にインプットされないと、整合性がとれずにエラーとなり製作できない仕組みである。すべてデータ化され、システム化された中での製作であり誤差が入り込む余地はほとんどない。また、小数第二位まで読み取ることができ、製作精度も非常に高い。これが、エールガイド製作の基本となる手順である（図2-23、24）。

　しかし、中には、このような基本的な製作方法がスムーズに行えないケースもある。例えば、残存歯の状態によって安定確保が難しい場合や、隣の歯に高さがありガイドを使うとドリルが届かない場合などである。このような条件の良くないケースでも、エールガイドは個別対応が可能である。フルデジタルガイドと比較すると、専門知識を持った歯科技工士がきめ細かくカスタマイズする点は、エールガイドに優位性があると言えるであろう。

2.4.3　エールガイドの精度検証

　埋入手術には、1mm以下の精度が求められる。そうなると、必然的にサージカルガイドにも同レベルの精度検証が必要となってくる。ガイドを使用するのは口腔内（アナログ）であり、検証作業もアナログで行わなくては、安全性を担保することはできないと考えている（図2-25～27）。

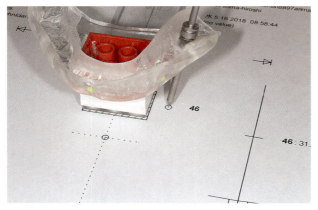
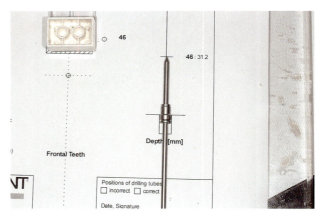

図2-25　アナログによる精度検証。専用板にある小さな円が設計位置であり、スリーブ孔がその中心点に向かってまっすぐに伸びているのが確認できる（46のインプラント埋入）。

図2-26　深さの検証。1mmのズレもないことが確認できる。

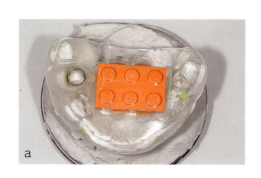
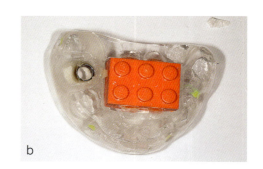

図2-27　精度検証後のエールガイド。この検証によって、初めて本当の意味で信頼性があり、ピンポイント埋入が可能なインプラントガイドとなる。この後、梱包して納品される。

2.4.4　エールガイドの臨床

　ここではエールガイドの適合確認にスポットを当てる。何をもってしてもズレがないことが絶対条件である。(1)模型上でガイドが適合していること、(2)口腔内でガイドが適合していること、(3)カラーマーキングレジンがCT上でぴったりと一致していること、を実際にステップを踏んで確認する（図2-28）。この3条件を満たすことがピンポイント埋入の決め手であり、フラップレス埋入も初めて可能となる。

2.4 エールガイドとは

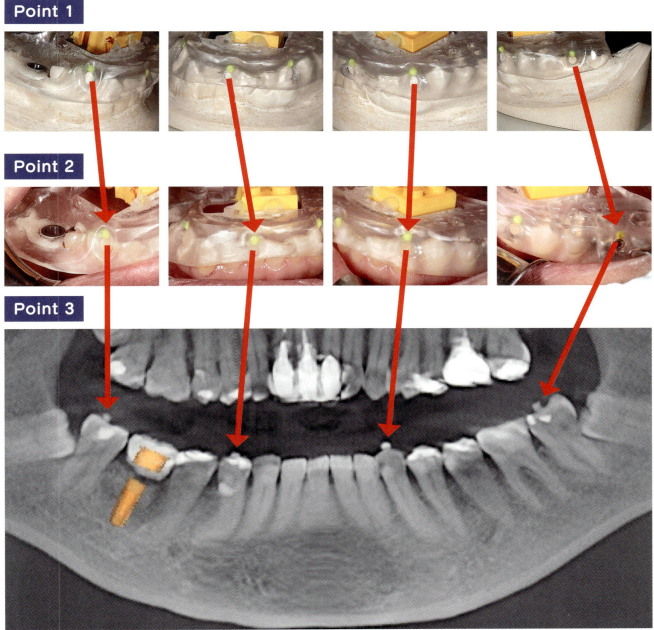

図2-28 エールガイドの左右の前歯部と臼歯部の4点に配置されたカラーマーキングレジンを使って模型、口腔内とともに適合を確認する。その後、CT撮影を行って、適合の最終確認とする。カラーマークされた造影性レジンは、手術中だけでなく、CT撮影時にも見やすい適合の目印となる。

2 やさしいサージカルガイド

エールガイドによる下顎臼歯部1本埋入の術式

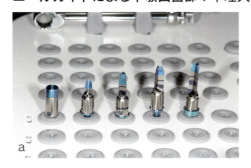
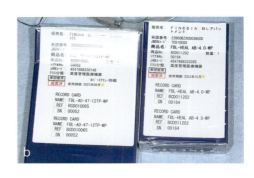

図2-29　サージカルガイドドリル(サポートキーを使わない京セラ社製FINESIAを例に解説)。

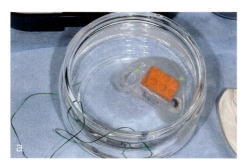
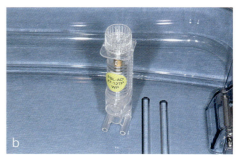

図2-30　除菌水にエールガイドを入れて消毒。フィクスチャーは、術前準備でパッケージから取り出す。

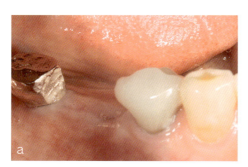
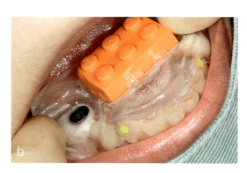

図2-31　6部に4.7mm×12mmのインプラント埋入を計画。適合は問題なし。左右のガタつきもない。

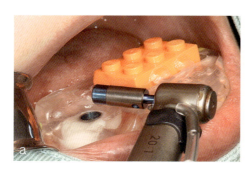
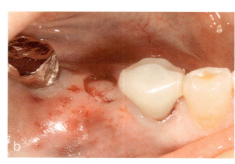

図2-32　パンチングからスタート。この時のみガイドを外す。パンチングした歯肉上皮を外科用ピンセットやキュレット、歯肉バサミで除去。エールガイドを再装着し、ここからガイドドリルのスタート。

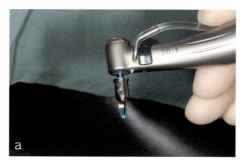
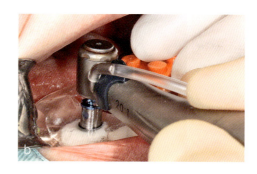

図2-33　最重要ポイントはパイロットドリルをスリーブにぴったりと垂直に挿入することである。

2.4 エールガイドとは

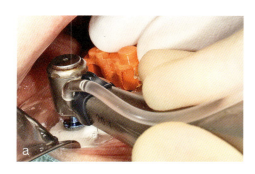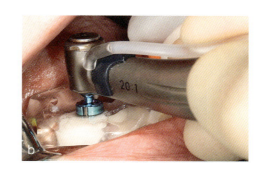

図2-34 バーを順次拡大する。スリーブが深さのストッパーとなり、ストレスなくドリルできる。

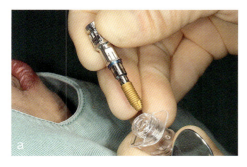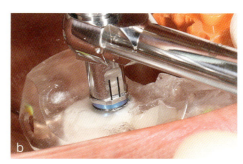

図2-35 フィクスチャーをパッケージからピックアップしてそのままトルクレンチでストッパーのあるところまで埋入する。

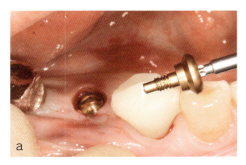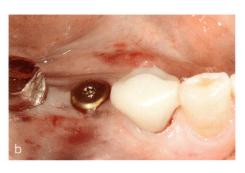

図2-36 フィクスチャー埋入後ガイドを外す。BLTアバットメントをセットし1回法とした。フラップレスで埋入を行ったため、出血もなく患者の手術時のストレスも少ない。

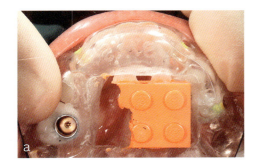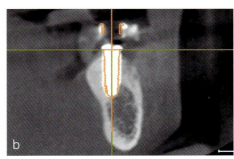

図2-37 理想的な位置にピンポイント埋入が達成された。

【動画】初めてのガイド埋入

サージカルガイドを始めたい先生方に基本的な下顎臼歯部フラップレス1本埋入を詳細解説。アシスタントワークも同時に2画面でご覧いただけます。アシスタントのバキューム操作にも注目！

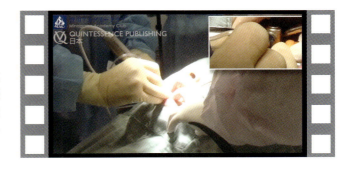

2 やさしいサージカルガイド

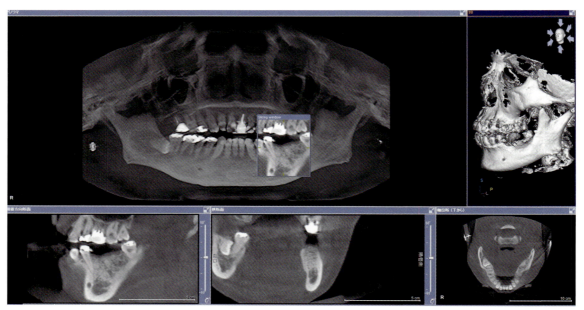

症例2-1a　初診時。⌐6 7に2本のインプラントを予定。

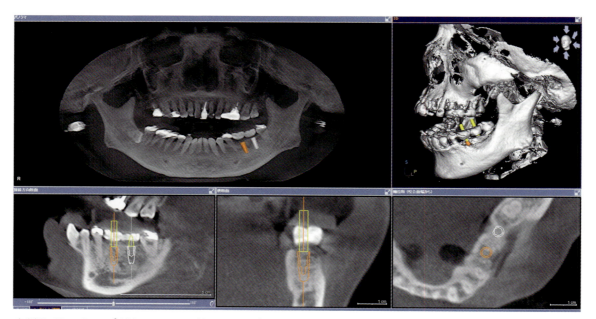

症例2-1b　トップダウン with ボトムアップによる埋入位置の設計と診断。この情報を歯科技工士と共有し、設計を行う。

2.4 エールガイドとは

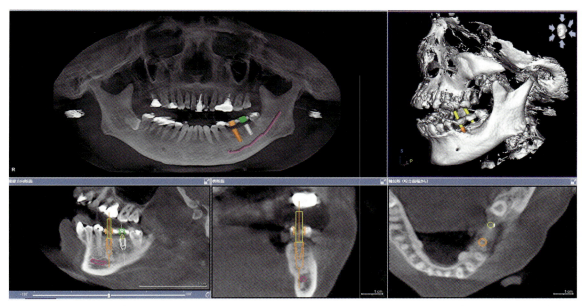

症例2-1c　スリーブが付いたエールガイドを患者に装着しCTチェック。スリーブと埋入位置にズレのないことを確認（角度/位置/深さの確認）。

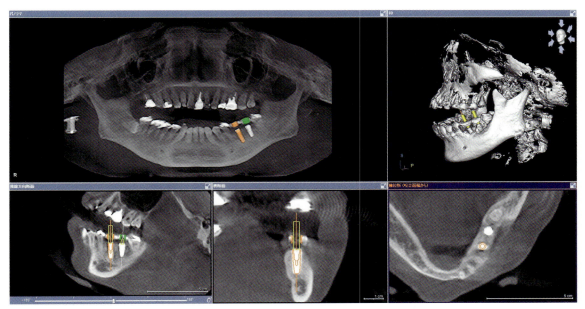

症例2-1d　埋入後にエールガイドを装着した確認CT（1mmのズレもないピンポイント埋入）。これを患者に説明する。

45

2 やさしいサージカルガイド

参考文献

1. D'Souza KM, Aras MA. Types of implant surgical guides in dentistry: A review. J Oral Implantol 2012;38(5):643-652.

2. Cassetta M, Stefanelli LV, Giansanti M, Calasso S. Accuracy of implant placement with a stereolithographic surgical template. Int J Oral Maxillofac Implants 2012;27(3):655-663.

3. Van der Meer WJ, Vissink A, Raghoebar GM, Visser A. Digitally designed surgical guides for placing extraoral implants in the mastoid area. Int J Oral Maxillofac Implants 2012;27(3):703-707.

4. Mundt T, Schwahn C, Biffar R, Heinemann F. Changes in bone levels around mini-implants in edentulous arches. Int J Oral Maxillofac Implants 2015;30(5):1149-1155.

5. Bayraktaroglu HC, Kim JS, Londono J, Baker PS. Digital design of a surgical guide for placement of definitive implants before orthodontic treatment. J Prosthet Dent 2015;114(2):174-177.

3

やさしい インプラントの 診断

【この章で学んでいただきたいこと】

- ☑ 診断の重要性を理解する
- ☑ 解剖診断を身につける
- ☑ CT 診断を身につける
- ☑ 総合診断を身につける

3 やさしいインプラントの診断

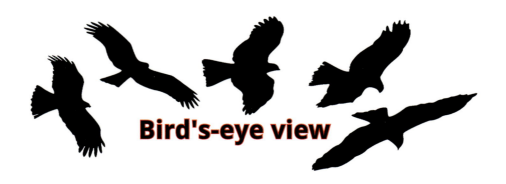

　インプラント治療における診査診断は、CTが基本である。CTは骨量や骨質だけでなく、いろいろなことを教えてくれる。隣在歯や対合歯の歯根形態や根尖病変、上顎洞の位置、神経や解剖学的な情報、将来的な変化の予測、などなど……。ひとつのCTからどれだけの情報を読みとれるかが重要なポイントである。さらに全身疾患やその他の情報と合わせて考えると、短期的な問題点、長期的な問題点が見えてくる。この診断が、長期的に成功するインプラント治療となるか否かの分かれ目である。診断で陥りやすいのは、都合よく解釈しリスクを小さく捉えたり、またそれとは逆に、極端に恐れ、安易にインプラント適応外と診断することである。自らの診断にバイアスをかけてしまうことは、結果として患者利益に反する。常に客観的で正しい診断を行うには、システム化することが有効である。オクタゴン診断については、この章の最後に記述する。

　本書をお読みいただいている先生には、ぜひリスクに気づく目を持ち、長期的に成功する質の高いインプラントを覚えていただきたい。多くの知識と経験が必要ではあるが、インプラント臨床医として診断力を磨き続けてほしい。

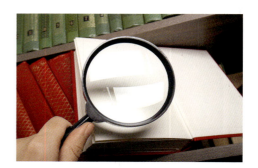

3.1 診断の重要性

3.1.1 失敗ケースからわかること

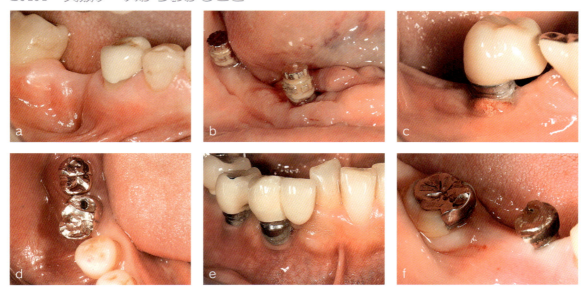

参考症例3-1　a：インプラント脱落後頬側骨吸収、b：インプラント義歯の動揺、c：インプラント周囲炎、d：咬合によるトラブル、e：間違った埋入位置、f：診断と埋入のミス。

　まずはこれらのケースを見てほしい。これらはすべて失敗ケースである。リカバリー可能なケースもあるが、難しいケースもある。なぜこのようなことが起こるのか？　答えはソフト面とハード面の両方のミスである。ソフトは診断、ハードは外科と考える。このような大きな骨吸収や歯肉退縮は、技術的な問題もあるが、診断の問題が大きい。つまり、診断の不足、あるいは完全な診断のミスである。これは決して極端なケースではない。診断の重要さがお解りいただけたであろう。

　想像力を働かせてほしい。この中には埋入直後の結果は良く、その時点では"成功した"ように見えたケースもあると思う。埋入だけをターゲットにせず、長期的な維持と機能を考えた視点を身につけていただきたい。ハード面のテクニックを磨くことと、ソフト面の診断力を磨くことは車の両輪である。
　この章では、ソフトである診断を中心に解説していく。

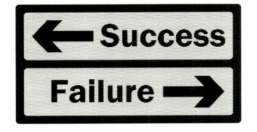

3 やさしいインプラントの診断

　トラブルとなったケースのCT画像をご覧いただきたい（**参考症例3-2～5**）。すべての患者はインプラントの抜去を希望されたが、ここで気になる特徴がある。それはトラブルや失敗の原因になるのは、ほとんどが同じ医院からのセカンドオピニオンであるということである。『同じ先生が同じ失敗を繰り返す』つまり診断を学ばない限り、いつまでも失敗は繰り返される……のである。

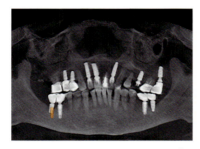 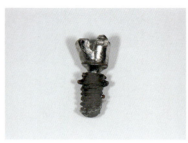 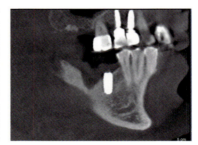

参考症例3-2　すべてのインプラント補綴のやり直しを希望されて来院。右下臼歯部インプラントは動揺しており、痛みもあったため即日抜去した。

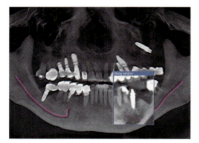 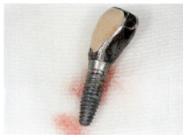 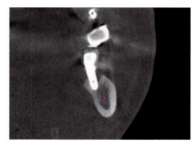

参考症例3-3　インプラントと天然歯が連結されており、上顎洞にも貫通し迷入している。左下の痺れと偏頭痛を主訴に来院され、|6部は抜去した。

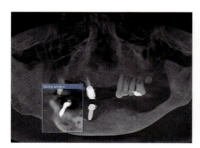 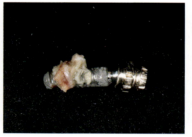 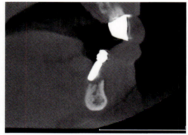

参考症例3-4　非常に危険な埋入である。右下のインプラントは2本とも抜去。舌側骨が癒着しており出血に対する処置が重要になる。

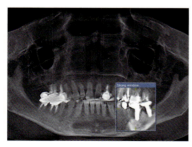 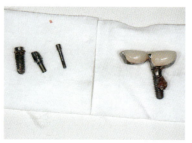 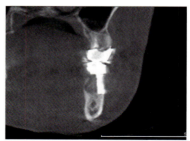

参考症例3-5　頰側寄りの埋入で、歯肉を触ると鈍痛があり下顎神経の麻痺も伴っていた。舌側にもドリリングした形跡があり、骨吸収している。

3.2 解剖診断

3.2.1 解剖診断のCaution 10〜インプラントに最低限必要な解剖はこれだけ〜

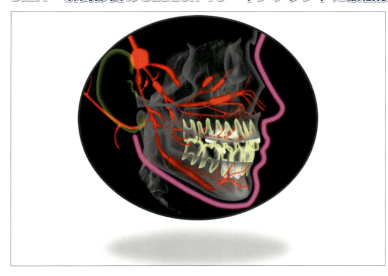

① 下顎管
② オトガイ孔
③ オトガイループ
④ 切歯枝
⑤ 舌下動脈
⑥ オトガイ下動脈
⑦ 大口蓋動脈
⑧ 切歯孔
⑨ 翼突筋静脈叢
⑩ 上顎結節

　インプラント治療において最低限必要な解剖は、下顎管、オトガイ孔、オトガイループ、切歯枝、舌下動脈、オトガイ下動脈、大口蓋動脈、切歯孔、翼突筋静脈叢、上顎結節、これら10項目である。中でも、特に注意すべきは舌下動脈とオトガイ下動脈、翼突筋静脈叢である。これらを貫通したり挫滅したりすると緊急事態となり、生死に関わる[1,2]。下顎の前歯部から小臼歯部にかけては、特に正確なピンポイント埋入が要求される部位である。その他、下顎管やオトガイ孔にインプラントが近接すると麻痺につながるので注意が必要である（参考症例3-6）。目安として、下顎管、オトガイ孔からは最低でも2mm以上は離したい[3]。

　また、上顎では、上顎結節を越えた翼突筋静脈叢が重要な解剖学的ポイントとなる。結節遠心部の皮質骨は薄いためドリルにより貫通すると止血困難となり、緊急事態となる[4,5]。よって上顎結節に傾斜埋入することにおいては特に注意を促したい（参考症例3-7）。基本的にこのような術式は行うべきではないと考える。

　解剖学の理解はインプラントの絶対条件である。これら10項目の解剖の特徴をしっかりと頭に入れてから治療に臨んでいただきたい。

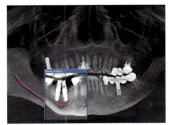 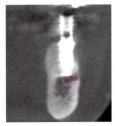

参考症例3-6　下顎管とオトガイループに近接したインプラント。抜去により麻痺は緩和された。

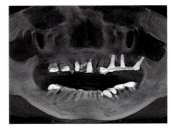 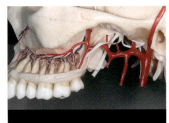

参考症例3-7　左上の傾斜インプラント。上顎結節の傾斜埋入は翼突筋静脈叢に近接して危険であり、安易な埋入は避けるべきである。

② オトガイ孔

主に第二小臼歯の下の、下顎体の中央に位置する神経や血管は、ここから前方や後方に分岐する。前方に埋入するときにはオトガイループを考慮してオトガイ孔から5mmは離すべきである。

① 下顎管

下顎管には神経/静脈/動脈が走行しており、大臼歯〜小臼歯部にかけて舌側〜頬側へと移行する。インプラント埋入には、最低でも2mmの安全域が必要となる。

③ オトガイループ

オトガイ孔から出て後上方に反転したループ状の神経をいう。オトガイ孔から出た神経は3〜4本に枝分かれしてオトガイ下部や下唇に分布する。軟組織移植術では、ここを挫滅すると神経麻痺が起こるので注意を要する。オトガイループから前方に走行する神経管にも注意するべきである。

④ 切歯枝

オトガイ孔から前方に枝分かれした神経束であり、前歯部で吻合することや太い枝状となることもある。細ければ神経の終末枝であるので挫滅しても問題はないが、太い神経枝は麻痺する恐れがあるので注意する。

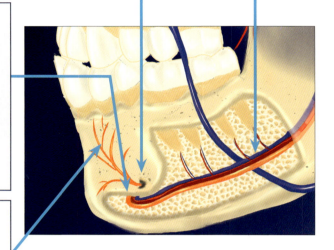

⑤ 舌下動脈

舌動脈の分枝として舌下腺の下を走行する。また、オトガイ下動脈と吻合して消滅することもある。舌下動脈は下顎前歯部舌側領域の歯槽骨に分布し、そこを挫滅したり骨穿孔したりすると大量の内出血を起こし、舌が持ち上がって喉を塞ぎ窒息状態になる。非常に重大な危険を招くこととなる。

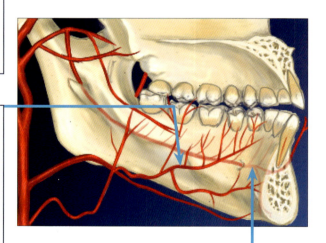

⑥ オトガイ下動脈

顎舌骨筋線の顎下隙を前方に走りオトガイ下隙部に分布する。オトガイ下動脈は舌下動脈の代わりとして下顎前歯部舌側舌下腺窩に位置することもある。舌側には骨に沿って重要な動脈が走行しており、侵襲してはいけない聖域であると考えるべきである。

⑦ 大口蓋動脈

大口蓋孔を通って硬口蓋に至り、口蓋溝の中を骨膜に密着しつつ前方に走る。小臼歯部で本管から歯冠部に枝分かれする。さらに前歯部に行くに従って、切歯管の出口である切歯孔に入り込み、最終的には、切歯管から出る鼻口蓋動脈と吻合する。結合組織移植術の際には口蓋の溝を神経血管の通り道と考え、歯頚部から口蓋溝までの間で組織採取するべきである。さらに臨床上注意すべきことは、小臼歯部、犬歯部で結合組織を剥離採取するときに出血が多くなることである。ここには動脈の枝があり、10秒程度ガーゼで繰り返し強く圧迫することで出血は減少するので、これらの確認を行いながら施術を続けることである。

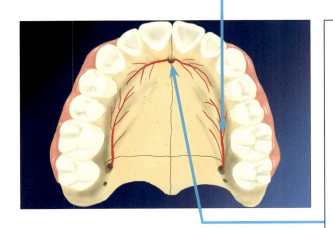

⑧ 切歯孔

大口蓋動脈枝と鼻口蓋神経が通る切歯管の出口である。鼻口蓋神経は、上顎前歯部口蓋粘膜に分布し、挫滅切断しても粘膜の軽い知覚鈍麻を引き起こす程度であり臨床上の問題はないと考える。臨床上の経験から、ここに伝達麻酔すると静脈神経枝があるために一時的に血管が収縮し呼吸がしづらいこともあるので、注意するべきである。ここは空洞であり、インプラント埋入はインテグレーションしづらいので避けるべきである。

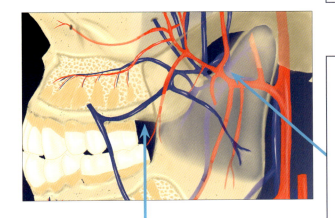

⑨ 翼突筋静脈叢

上顎結節から蝶形骨に達するまでの静脈の集まりである。ここはいったん貫通すると止血が不可能となり非常に危険である。皮質骨が脆弱で穿孔しやすいので、インプラントを上顎結節に傾斜埋入する場合は、細心の注意を払うべきである。

⑩ 上顎結節

上顎歯列後縁に位置する。その特徴は海綿骨中心の疎な骨面であり、基底部皮質骨には緻密骨の厚さがなく細小である。ここにインプラントを埋入することは開口量を考えると基本的に困難である。骨質においてもLekholmとZarbの分類のClass Ⅳに相当するケースがほとんどであり、初期固定を求めることはさらに難しいと考える。十分な術前診査とピンポイントのガイドが必須であり、臨床上ここに傾斜埋入することは避けるべきであると考える。

3 やさしいインプラントの診断

3.2.2 その他覚えておきたい重要項目

1 顎舌骨筋線

顎舌骨筋線は年齢や歯の喪失とともに変形し移動するので、特に舌側からの触診とCT診断は必須である。この顎下部分には隙があり、動脈が走行しているので無理な埋入は大事故につながる(図3-1、2)。

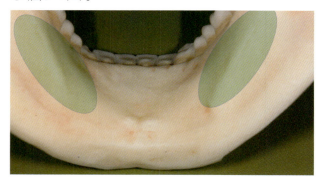
図3-1 顎舌骨筋線下の顎下腺窩には非常に複雑な動脈(オトガイ動脈/舌動脈)が走行しており、周囲は厚い皮質骨で守られている。

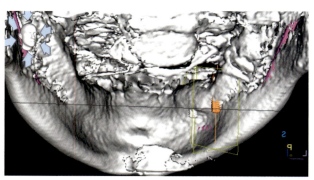
図3-2 CTでは前歯部舌側骨は皮質骨で守られている。しかし、舌下腺窩を越えて舌側の隙を貫通すると臨床現場では対応できない危険な状態となる。

2 上顎洞隔壁

上顎洞内を二分割、三分割する隔壁(セプタ)である(図3-3)。隔壁の存在は上顎洞底挙上の際、上顎洞粘膜穿孔の原因となりうるので、隔壁部分を避けて洞底を挙上するかピエゾサージェリーなどで慎重に骨片を剥離して大きく挙上する。上顎洞の約30％に隔壁が存在するとも言われている。

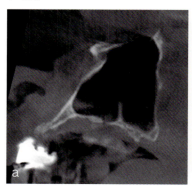 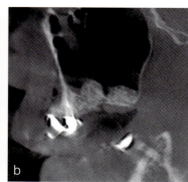

図3-3 上顎洞隔壁がある場合、基本的にはそこを避けて2ブロックで上顎洞底挙上術を行うべきである。

3 自然口 (用語は日本鼻科学会『鼻科学用語集』より)[6]

口腔から鼻腔に通じる通気口であり、その役割は、副鼻腔へ新鮮な空気を送り込むことで、上顎洞内壁にある鼻腔との交通路である。鼻腔内の中鼻道とつながっており、粘膜面は多列線毛上皮があり細菌や異物を排除し呼吸器の安定を図っている。自然口が閉塞すると、副鼻腔粘膜が機能不全を起こして、自浄作用が損なわれ炎症を起こす。鼻性上顎洞炎か歯性上顎洞炎かの診断基準は、ここが封鎖されているかどうかの違いであり、歯が原因の歯性上顎洞炎では一般にここが閉鎖されることはない。歯性上顎洞炎から慢性の副鼻腔炎になることもあるので、十分な診断が必要とされる(図3-4、5)。

治療方法としては、投薬はマクロライド系が一般的であり推奨される。重度になると専門の耳鼻科との連携が必要となる。

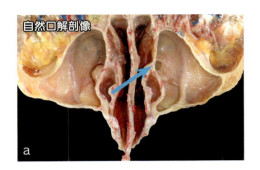
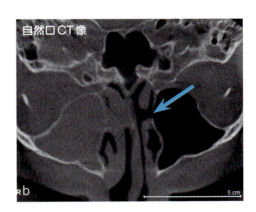

図3-4　自然口は上顎洞と鼻腔とのトンネル部分である。一般に自然口が閉鎖されていると鼻性上顎洞炎と診断され、歯性上顎洞炎と鑑別診断される（aは文献7より転載）。

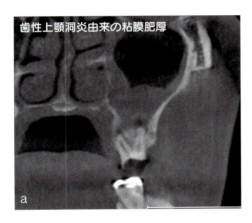
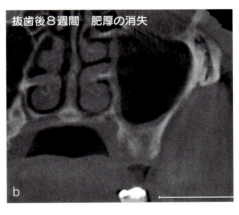

図3-5　7⏋部に根尖病変があり、上顎洞粘膜は肥厚している。抜歯後8週間で粘膜の肥厚は消失。粘膜炎症の原因は歯からくるものであった。

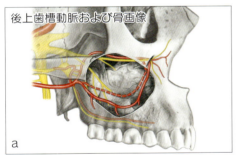
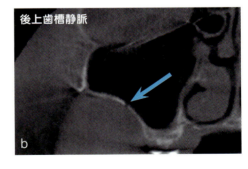

図3-6　後上歯槽動脈とは、上顎洞側壁内面に分布したり、歯槽孔を経由せずに上顎骨に沿って走行する動脈。この動脈を傷つけると止血が困難となる場合がある（aは文献7より転載）。

4 後上歯槽動脈

上顎洞底挙上術の際に注意しなければならない動脈であり、顎動脈の枝である。翼口蓋窩の歯槽孔から上顎骨に入る（図3-6）。

上顎洞の側壁内面に分布したり、歯槽孔を経由せずに上顎骨に沿って走行する動脈もある。術前に血管の位置を確認し、上顎洞底挙上術における開窓のデザインを決めるべきである。この動脈を傷つけると止血が困難となる場合があり、対処方法としてはバイポーラ電気メスで焼結し縫合するか、ローワックスとバイポーラ電気メスを併用した焼結が有効である。

3.3 CT診断

3.3.1 歯科用CT（CBCT）とは？

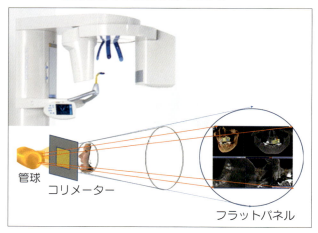

図3-7 フラットパネル型歯科用CBCT。

　CTは1972年にHounsfieldらによって開発された装置である。歯科領域においては、歯科用CT（CBCT）の登場によって、それまでの医科用CTと比較して短時間で低被曝のCT撮影が可能となった。さらに小型化によって歯科医院にも設置され、インプラント臨床も急速な変化を遂げた。現在のほとんどのCTはフラットパネル方式であり、部分的に鮮明な撮影、診断ができる（図3-7）。撮影のしくみは、医科用CTがマルチスライスCT（MSCT）であるのに対し、歯科用CTは、X線がコーン状に広がり投影されるコーンビームCT（CBCT）である。被曝を少なくするために鉛板（コリメーター）を介在させて四角錐に写す方法が主流であり[8]、短時間で撮影でき、被爆量も少ないのが特徴である（図3-8、9）。歯科用CTによる3D診断は、パノラマに代わる画像診断であり、今後ますます主流となっていくであろう。

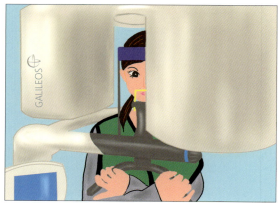

図3-8 CBCTは顔面を回って撮影する。細かいスライスが可能。歯や顎骨を短時間で撮影し、被曝線量も少ないとされる。

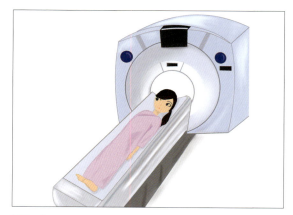

図3-9 MSCT。臓器や骨を繊細にマルチスライス撮影する。正確な値と画像が再現されるが、被曝線量は多い。

56

3.3.2 歯科用CT(CBCT)はどこまで万能か？

一般的に歯科用CTで判別できるのは、骨密度や骨量であり、軟組織や血管の状態は判別しにくい。インプラントは骨を基本とした治療法であり、CTは必須の診断材料である。しかし、顎骨はメタルや根充による散乱線の影響が強く、撮影領域も限定されるため、正確なCT値を算出することは事実上困難である。そのため、歯科用CTでは、自動でアーチファクトの除去やノイズ調整が行われている[9]。メーカーや機種によって撮影範囲や画像処理に違いはあるものの、われわれが見ているCT像は、可視化できる情報として調整された画像であり、医科用CT(MSCT)とは、根本的に異なることは押さえておきたい(図3-10〜12)。よって、CBCTでCT値を小数点単位で計測することは意味をなさないと考えるべきであり、十分に理解したうえで上手に活用したい。

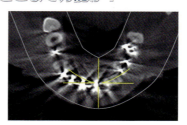
図3-10 金属のアーチファクトやノイズを削減、除去する前のCT像。

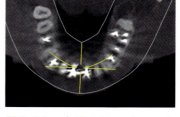
図3-11 金属のアーチファクトやノイズを削減、除去し見やすくしたCT像。

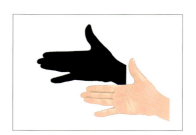
図3-12 歯科用CT(CBCT)は影絵と同様、実態と完全には一致していない。

3.3.3 CT撮影における注意点

もうひとつ、基本的で重要な点がある。それは、撮影条件である。床と平行にオトガイ部を設定し、正中を合わせる。さらに横から見ても眼耳平面と床が平行であることを徹底して確認する。パノラマに歪みが生じるのと同じように、CTにも必ず歪みは生じる。3Dデータはある程度は補正できるが、完全には修正できないことは押さえておきたいポイントであり、撮影時の正しいポジションが重要となる(図3-13〜15)。

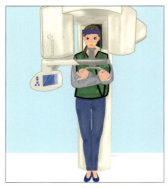
図3-13 床と咬合平面が平行であること。

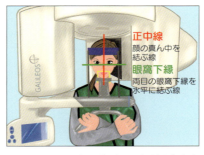
図3-14 眼窩下縁と正中線が垂直であること。顎が上がっていないことが条件となる。

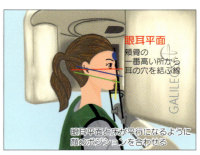
図3-15 側方から見ても眼耳平面と床が平行であること。肩が当たらないことが条件である。

3 やさしいインプラントの診断

3.3.4 CTによる骨質の診断

骨質はCT画像による診断を基本とする。分類としては、LekholmとZarbの分類(図3-16a)[10]を基準とし、Ⅰ：ほとんどが皮質骨から成る、Ⅱ：厚い皮質骨と密な海綿骨から成る、Ⅲ：薄い皮質骨と密な海綿骨から成る、Ⅳ：薄い皮質骨と疎な海綿骨から成る、と4つに分類する。

他に客観的な診断基準として、MischによるCT値を利用した骨質分類がある(図3-16b)[11]。骨質でなく骨密度ととらえることができる。しかし、どちらも参考値であり、実際のインプラント埋入においては、ドリリング時の感覚が決め手となる。手指による感覚とCT値の両方を応用した骨質診断を元にドリリングを慎重に行うべきである。

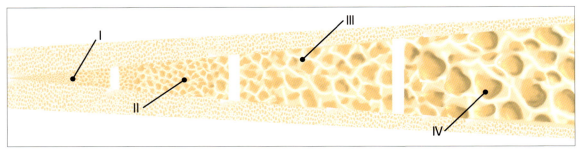

図3-16a　LekholmとZarbによる骨質の4分類。

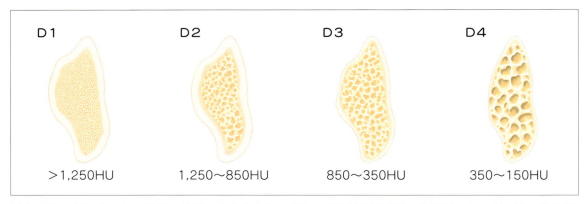

図3-16b　Mischによる骨質の分類。水を0として50～100が軟組織部、広範囲であるが100～2,000前後が骨と診断(硬さの値によりD1～D4に分類した)。

骨質の混在（D1とD4の混在）

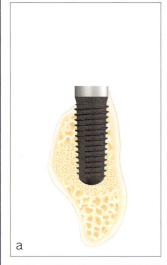

図3-17　硬い骨質が基底部にある場合、埋入設計はaであっても実際のドリリングはbでストップしてしまう。このような骨質混在ケースのCT診断も必要となる。手術には1サイズ短めのフィクスチャーを余分に準備することを勧める。

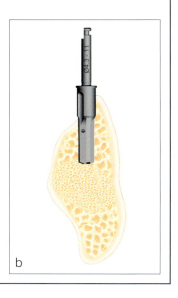

3.3 CT 診断

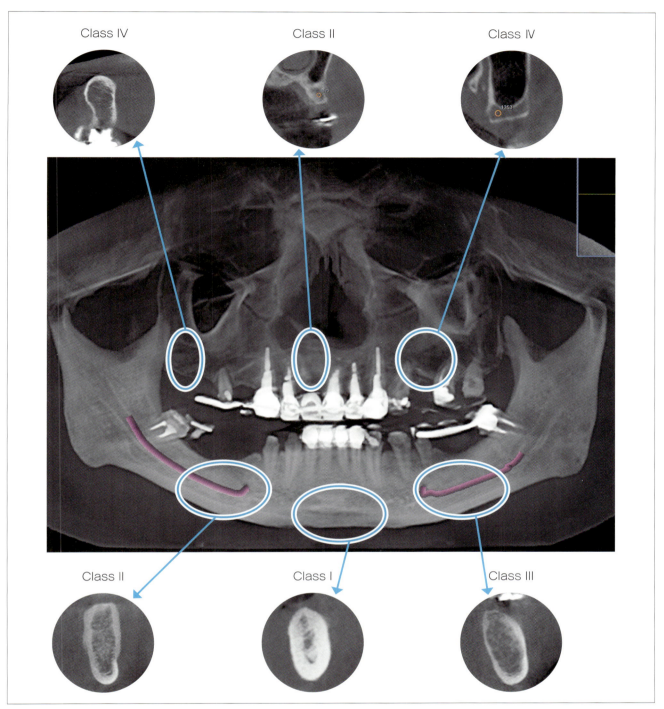

図3-18 上下顎による一般的な骨質の特徴とクラス分類。このように、口腔内において上下で骨質が異なる。それぞれの骨質に対応したドリリングを行うべきである。

3 やさしいインプラントの診断

骨質混在の臨床ケースの実際

　骨質をCT診断するうえで重要な臨床ポイントがある。それは図3-17で解説したように軟らかい骨と硬い骨が混在しているケースである。臨床では骨硬化像として部分的に白く写り診断しやすいケースもあるが、実際には接線方向と断面方向のCTでは異なって写ることがあり判別しにくい。診断のポイントは、CTの一方向だけで診断せず全体の画像診断をすることである。

　症例3-1ではソケットプリザベーションを行っており、獲得されたのは骨様組織（仮骨）である。本来の骨質と区別して考える必要があるが、未成熟骨であり、ほとんどの場合D３かD４の診断となる。しかし、根尖部にかけて硬い骨質となっている場合があるので、しっかりと見極めることが大切である。

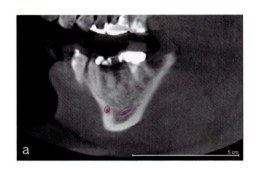 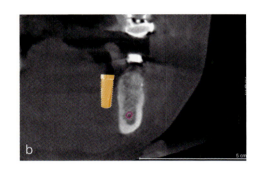

症例3-1a, b　ソケットプリザベーションをして１年後、右の断面方向では骨質に問題なくスムーズにドリリングできると診断（13mmインプラントを計画）。

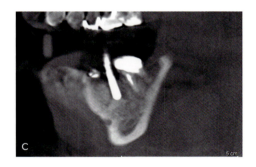 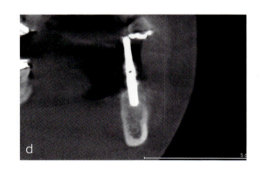

症例3-1c, d　手術中に11mmのドリルがストップしたため、デプスゲージを付けてCT確認。左図の骨硬化部でストップしており、これ以上の埋入は不可と診断。

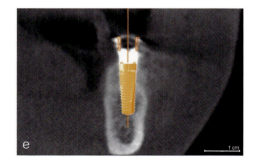 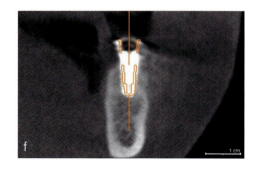

症例3-1e, f　第一大臼歯部であり11mmでも設計上問題ないと判断。計画した13mmの埋入計画を中断し11mmのインプラントを埋入した。

　臨床上、稀なケースである。しかしこのような状況に備えて埋入時には必ず同サイズのインプラントと１サイズ短めのインプラント、１サイズ太めのインプラントの３つは用意しておきたい。実際の画像診断と手術感覚が異なるケースに備えて、余裕を持った事前準備を徹底させるべきである。

3.3.5 CTによる埋入位置の診断

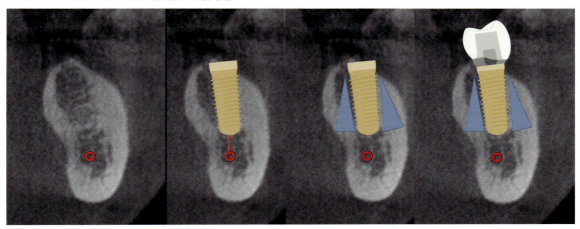

図3-19　下顎管との距離が短い場合は、フィクスチャーの長さを再考することで、可能となる場合もある。

　埋入の理想はインプラントプラットフォーム（インプラントのトップ部）が露出せず、下顎管と一定以上の距離を保ち、骨の中央部にフィクスチャーが位置することである。下顎管とは最低でも2mm以上離すことは絶対的な条件であり、また、フィクスチャーの両サイドに左右対称な三角形が描けることが理想である（ボトムアップ埋入、図3-19）。その範囲の中で、最終補綴を考えた設計（トップダウン設計）を行って位置決めをする。対合歯との咬合関係において角度がありすぎる場合にはカスタム化されたCAD/CAMアバットメントで対応する。骨は多様な形態を有するため、フィクスチャーが頬側の骨の外に露出してしまう場合には、骨補填材料やメンブレンなどでリカバーする考えもある。詳細は第6章のTissue×Bone Matrixを参考にされたい。

　オトガイループがある場合はループ下部でなく上部から計測し最低でも5mmは安全域として距離を確保したい。さらにはオトガイ孔の前に埋入する場合も、同様に5mmが安全域である（図3-20）。

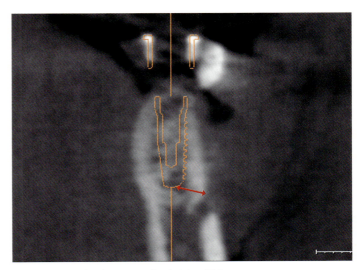

図3-20　オトガイループにおける埋入。

3 やさしいインプラントの診断

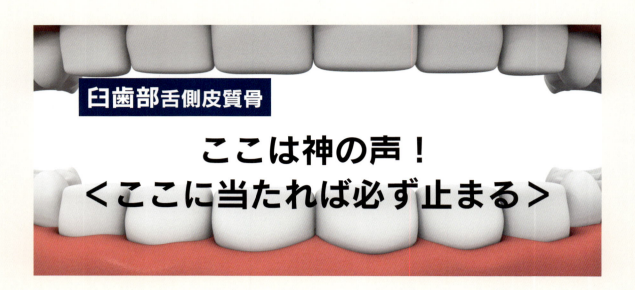

臼歯部舌側皮質骨

ここは神の声！
＜ここに当たれば必ず止まる＞

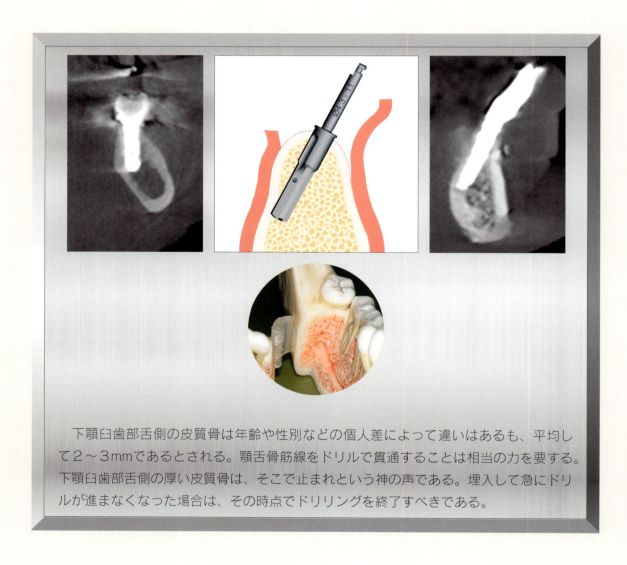

　下顎臼歯部舌側の皮質骨は年齢や性別などの個人差によって違いはあるも、平均して2〜3mmであるとされる。顎舌骨筋線をドリルで貫通することは相当の力を要する。下顎臼歯部舌側の厚い皮質骨は、そこで止まれという神の声である。埋入して急にドリルが進まなくなった場合は、その時点でドリリングを終了すべきである。

3.3 CT診断

| 前歯部舌側皮質骨 |

なぜ？穿孔するのか
＜舌下腺窩に最大の注意を＞

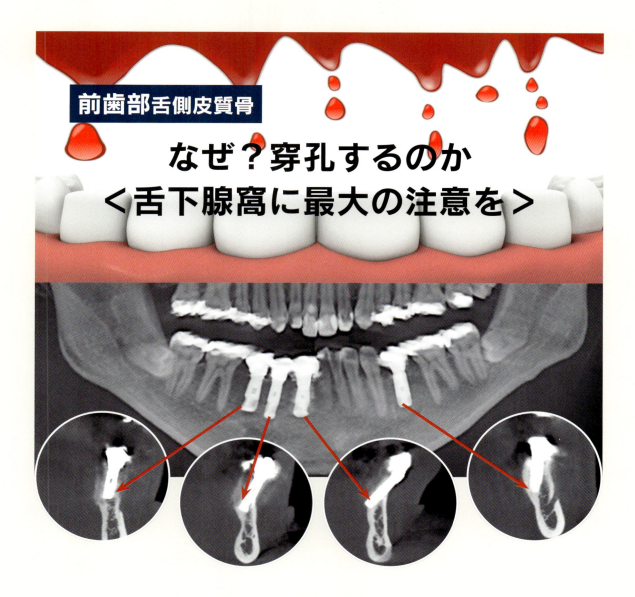

下顎前歯部の骨は、第二小臼歯から前方に行くほど頬舌的に狭く、舌下腺窩による舌側の凹が存在する。さらに、ここには外頸動脈や顔面動脈の枝である舌下動脈やオトガイ下動脈が走行する。インプラント埋入においてはピンポイント埋入が必須であり、細心の注意を要する部位である。4|部は骨の幅に対し、フィクスチャーはギリギリの埋入であるが、2|部の埋入になると舌側に貫通している。サージカルガイドを使用していない、不安定で危険なドリリングであることがわかる。

左右オトガイ孔間の舌側領域における舌下腺窩は脈管組織が非常に発達し陥凹しているため、穿孔すると動脈損傷の原因となる。大量出血が直後や数時間後に発生して気道を閉鎖し死に至る偶発症が発生する可能性がある。術前のCT診断とサージカルガイドは必須となる。

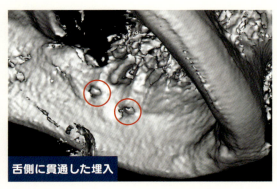

| 舌側に貫通した埋入 |

63

3.4 総合診断（オクタゴンガイドライン）

3.4.1 診断の実際

　診断には短期診断（埋入診断）と長期診断の2つの視点が必要であるのはすでに述べたとおりである。埋入手術のリスクをゼロにするのは不可能であるが、予測し最小化することは可能である。そのためには、口腔内だけでなく、全身からメンタル面まで総合的な診断が必須となる。よくある失敗は、埋入部位だけに注目するケースである。これでは、埋入は成功しても2〜3年で問題が起こったり、埋入件数が増えるにつれ、トラブル件数も増えることになる。ほとんどのトラブルは偶然ではなく必然であると考え、初診の段階で将来起こり得るリスクを見極めたい。

　まずは、十分な問診とスタディモデル、CTデータなどの診断材料を揃えることがスタートラインである。診断項目は基本的に決まっているので、システム化してしまうことをお勧めする。筆者はオクタゴンガイドラインによる診断を使用している。以下はその主な診断項目であり、すべてのケースに必須の共通診断と、部位ごとに条件を確認する部位診断に分かれている。

共通診断〜埋入部位に関連しない共通の診断項目〜

① 全身疾患

高血圧

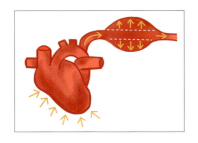

　高血圧患者は、コントロールされるまで手術は行うべきではない。コントロールが良好であれば、通常のインプラント治療で問題が生じる可能性は少ない。降圧薬により血圧がコントロールされている場合でも、手術中の緊張により血圧が上昇することもあるので術中の患者の生体反応（心拍数等）をモニタリングしながら施術することが重要である。

糖尿病

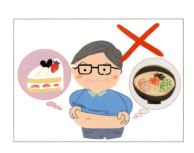

　糖尿病は、軟組織の創傷治癒不全や易感染性ばかりではなく、骨の治癒やオッセオインテグレーションにとってもリスクの高い疾患である。コントロールされていない場合のインプラント手術は、意識障害を伴った低血糖が問題となる。さらには術後に感染しやすく創傷治癒不全となり、治療の失敗を招いたり、インプラント周囲炎を繰り返すことも問題となる。かかりつけの内科医への照会や対診は必要である。

骨粗鬆症

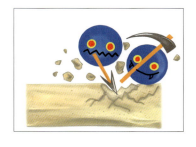

　骨粗鬆症患者は、骨質や骨密度の低下によるインテグレーションのリスクを伴う。予防薬であるBP製剤（ビスフォスフォネート）は、破骨細胞の活動を阻害し、骨リモデリングが阻害されインプラントや抜歯、歯周外科時において骨露出や顎骨壊

死(BRONJ)を発症する危険性が指摘されている。担当医との連携を図り、休薬の可否を決める。

血栓性疾患

抗血栓薬は、抗凝固薬と抗血小板薬に二分される。抗凝固剤は血液中の凝固因子の働きを抑える薬であり、そのひとつにワルファリンがある。抗血小板薬は、血小板の働きを抑える薬であり、バイアスピリン、バファリン、パナルジンなどがある。バイアスピリンは、ワルファリンと比較して、出血のリスクは少ないとされる。両者とも血栓形成を予防するために施術時においても休薬せず、異常出血に対しては局所止血で対応するべきであるとの意見もある（日本循環器学会ガイドライン）。

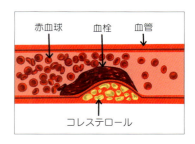

自己免疫疾患

バセドウ病、1型糖尿病、潰瘍性大腸炎、全身性エリテマトーデス、関節リウマチ、シェーグレン症候群、天疱瘡、ベーチェット病、などが挙げられる。最大のリスクファクターは易感染性である。ステロイド薬は、手術ストレスによるショックや、インプラント周囲炎の感染リスクがある。治療前にステロイド薬が処方されている場合には担当医に処置内容、侵襲の程度、手術時間などを連絡し対診を求めることが重要である。

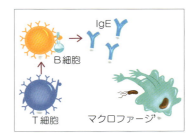

その他の疾患

貧血……組織の酸素欠乏により創傷治癒不全術後感染、またはインプラント周囲炎、オッセオインテグレーションにも影響するので注意を要する。

ウイルス性肝炎……B型肝炎およびC型肝炎の患者の手術は院内感染のリスクがあるので注意する。

腎機能障害……易感染性、低タンパク血症、口腔乾燥症が起こりやすく、インプラントの予後やインテグレーションに影響するために注意する。また、透析を受けている患者は低カルシウム血症により骨質の低下が起こり、オッセオインテグレーションが阻害される。よってインプラント治療は禁忌である。

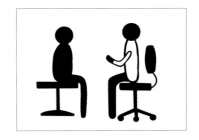

② 口腔内疾患

歯周病

欠損の原因が歯周病であった場合、周囲残存歯も歯周病原細菌に感染していると考えられ、インプラントにも感染が及ぶ可能性がある。初期治療を行い、結果を確認しコントロールされ

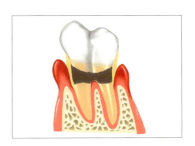

ている状態でインプラント治療を行うべきである[12]。歯周病は完全治癒ということはなく術中に限らず術後においても継続的な管理が必須となる。部位にかかわらず急性症状がある場合は、インプラント埋入は禁忌である。

咬合

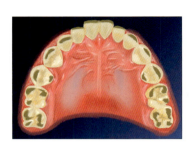

インプラント咬合においてはパラファンクションが問題となり、歯ぎしりやくいしばりがあるからといってそれ自体は禁忌ではない。しかし、上部構造装着後の咬合高径の変化によるブラキシズムにより、インプラントの荷重負荷や偏心運動時のバランシングコンタクトなどが神経筋機構や顎関節に影響するので注意を要する。

③ 外部環境

清掃状況

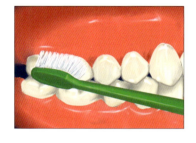

術前のプラークコントロールが不十分であるということは、その時点で埋入は禁忌であり、患者とのコミュニケーションや歯科衛生指導の徹底が最優先である。プラークは歯周病の原因であり感染源である[13]。これが除去されることなくインプラント埋入を行うことは施術の失敗に直結する。

メンタル

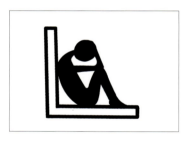

患者選択は成功の重要な一要素であり、中でも精神疾患に該当する患者は治療禁忌といえる[14]。神経症、統合失調症、人格障害、うつ病などの精神疾患では、長期の精神安定が得られていなければインプラント治療は避けるべきである。また、パニック障害や歯科恐怖症など、心理的な障害を持つ患者においても、治療が中断したり、清掃に無関心になるなど問題が起こる危険性がある。説明と同意が得られなければ中止するべきである。

部位診断～埋入部位に関連した診断項目～

④ 隣在歯環境

病変

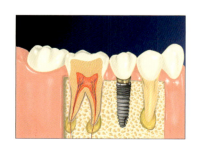

埋入する部位の隣在歯に根尖病変があった場合[15]、その病変を見極める診断を行う。急性症状があり排膿やフィステルなどがあれば、禁忌とみなして埋入は行わない。また、両隣在歯が失活歯であれば、治療済であっても常に感染の危険があることを頭に入れておく必要がある。

3.4 総合診断（オクタゴンガイドライン）

距離

インプラント周囲に十分な血液供給を確保するためには、隣在歯に対して一定の距離が必要となる。血液供給があることにより、周囲の軟組織や硬組織が一定に維持される。インプラントと天然歯間には 最低でも1.5〜2mmは必要である[16]。また、インプラント間には血液を供給するエリアがないために、3mm以上の距離が安全域とされる[17]。インプラント間の距離の確保は、メインテナンスの面からも重要である。

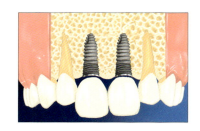

⑤ 歯肉

前歯部、臼歯部ともに歯肉の厚さや高さがないからといってインプラントが禁忌となることはない。インプラントは、厚い付着粘膜に囲まれることによって、周囲の安定と清掃性が得られる[18]。臼歯部において、厚い歯肉の確保は咬合力やメインテナンスなど長期的予後に影響する。前歯部審美領域におけるインプラント埋入は、より厚く線維に富んだ歯肉を獲得するほど審美的で永続的な予後が期待できる。

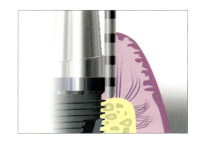

⑥ 部位条件

開口量

3横指以上であれば問題なく埋入は可能であるが、サージカルガイドの厚みの十分な開口量が必要となる。術前のシミュレーションは必須である。3横指であっても対合歯が挺出していたり隣在歯が傾斜していれば埋入不可となる場合もある。開口維持が十分でない、顎が外れやすい、などの場合は、スプリントやプロビジョナルレストレーションを応用し、開口条件の改善が先決となる。

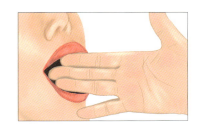

クリアランス

骨頂部から対合歯までの距離は約7mm以上必要であり、5mm以下の場合上部構造の装着は不可能となる[19]。メインテナンスの問題も危惧されるので、術前の対合関係を精査した模型診断が重要となる。

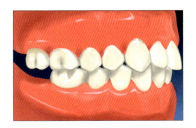

下顎管・オトガイ孔

オトガイ孔は、下顎管の出口で第二小臼歯の直下にあり下顎体のほぼ中央に位置する。一般にインプラントは、下顎管やオトガイループからは3mm、上部からは5mmの十分な安全域を確認し埋入する。2mm以下であると神経損傷の危険や麻痺を伴うので要注意である[20]。

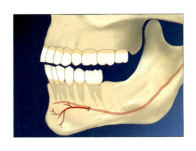

67

切歯孔

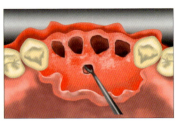

切歯孔は鼻腔から口蓋に走る血管・神経(鼻口蓋動脈、鼻口蓋神経)が通っているトンネル管の出口孔であり、鼻口蓋管(切歯管)の終末枝である。切歯孔は剥離/掻爬/切断しても感覚に影響することはないとされる。

上顎洞粘膜の肥厚

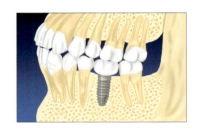

上顎洞内の細菌感染を疑わせる所見であり、肥厚の有無、あるいは肥厚の程度は、上顎洞底挙上術適応の可否にかかわる重要な要素である。基本的に上顎洞粘膜に肥厚が認められればインプラント埋入は禁止すべきである[21]。

⑦ 骨の硬さ

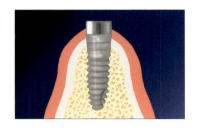

骨の硬さ(骨質)はインプラントの初期固定やインテグレーションに関連する。脆弱な骨質であれば、インプラントデザインや外科手技、荷重時期の間隔など、治療計画の変更で対応する。また、細いドリルで太めのフィクスチャーを埋入するといった施術方法も考慮する。

⑧ 骨の高さ

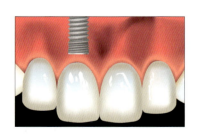

フィクスチャーが露出しない十分な骨幅と骨高は、機能的・審美的な予後に大きく影響する[22]。5mm以上の骨の高さがあれば初期固定が可能でありインプラント適応である。ただし、露出する部分が大きい場合はGBRを併用する。高さが5mm以下であれば埋入は不可であり、骨造成(GBR)が必要となる。

審美領域

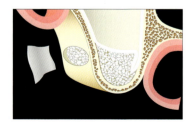

埋入後の唇側の骨の厚さが2mm以上あれば、審美的にも安定した予後が獲得できる[23]。唇側や近遠心の欠損は審美的に多くの問題が生じるため、積極的にGBRなどで欠損骨を修復するべきである。

上顎洞

側方アプローチと歯槽頂アプローチの選択は、歯槽頂から上顎洞底の距離を基準とする。一般に骨の高さが4mm以上あれば1回法で埋入できる歯槽頂アプローチ、3mm以下であれば側方アプローチを選択する[24]。小臼歯部埋入に関しては、上顎洞が関与する場合と関与しない場合がある。

3.4 総合診断（オクタゴンガイドライン）

3.4.2 オクタゴン診断　＊＊＊インプラント埋入診断はこれで十分！＊＊＊

　オクタゴン診断は、これまで述べてきた①全身疾患、②口腔内疾患、③外部環境、④隣在歯環境、⑤歯肉、⑥部位条件、⑦骨の硬さ、⑧骨の高さの８つの診断項目から成る。さらにそれぞれにおいて条件が良く問題なし（○）、埋入は可能であるが条件あり（△）、埋入不可（×）、の３つの診断基準で構成されている（図3-21）。これらの８つの診断結果を元にリスク診断を行い、結果はリスコグラムでビジュアル表示される（図3-22、23、表3-1）。診断結果をひとつのデータとして俯瞰することで、問題点が明確になり、一見容易に見えるケースが実はハイリスクであったり、逆に難しいと思われるケースでも条件が良かったりなど、先入観にとらわれない客観的な診断が可能となる。

　一番の利点は、診断がシンプルで統一されている点である。これによってインプラント経験の有無にかかわらず、誰もがやさしく診断できる。三段階のレベル分けは、骨造成などの目標値として、再評価時に比較できるガイドラインともなっている。

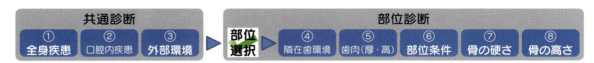

図3-21　オクタゴンガイドラインの８項目。埋入部位に関わらない共通診断と、部位固有の条件である部位診断の２つに分かれる。

オクタゴン診断例

図3-22　一見難ケースであるが、オクタゴン診断により条件はそれほど悪くないことがわかる。

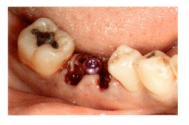

表3-1　筆者が開発したオクタゴン診断による診断結果

疾患	① 全身疾患	○
	② 口腔内疾患	○
環境	③ 外部環境	△
	④ 隣在歯環境	○
歯肉・条件	⑤ 歯肉	△
	⑥ 部位条件	△
骨	⑦ 骨の硬さ	○
	⑧ 骨の高さ	△

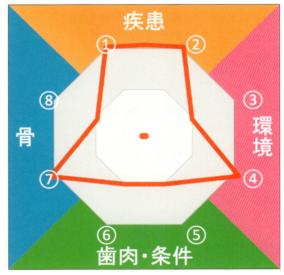

図3-23　リスコグラム。リスクや問題点がビジュアルで確認できる。

　オクタゴン診断アプリ（2019年販売予定）は、医療従事者だけでなく、患者とも情報共有できる共通のコミュニケーションツールである。リスコグラムが瞬時に表示され、患者へのインフォームドコンセントや手術スタッフの情報共有など、誰もが活用できるやさしい診断システムである。

3 やさしいインプラントの診断

参考文献

1. Kalpidis CD, Setayesh RM. Hemorrhaging associated with endosseous implant placement in the anterior mandible: A review of the literature. J Periodontol 2004;75(5):631-645.

2. Bartling R, Freeman K, Kraut RA. The incidence of altered sensation of the mental nerve after mandibular implant placement. J Oral Maxillofac Surg 1999;57(12):1408-1412.

3. Greenstein G, Tarnow D. The mental foramen and nerve: clinical and anatomical factors related to dental implant placement: A literature review. J Periodontol 2006;77(12):1933-1943.

4. Lopes LF, da Silva VF, Santiago JF Jr, Panzarini SR, Pellizzer EP. Placement of dental implants in the maxillary tuberosity: A systematic review. Int J Oral Maxillofac Surg 2015;44(2):229-238.

5. Del Fabbro M, Ceresoli V. The fate of marginal bone around axial vs. tilted implants: A systematic review. Eur J Oral Implantol 2014;7 Suppl 2:S171-189.

6. Kim HU, Kim SS, Kang SS, Chung IH, Lee JG, Yoon JH. Surgical anatomy of the natural ostium of the sphenoid sinus. Laryngoscope 2001;111(9):1599-1602.

7. Al-Faraje L[著], 坪井陽一[監訳]. アナトミー. インプラントのための外科術式と画像診断. 東京：クインテッセンス出版, 2016.

8. Li T, Li X, Yang Y, Zhang Y, Heron DE, Huq MS. Simultaneous reduction of radiation dose and scatter for CBCT by using collimators. Med Phys 2013;40(12):121913.

9. Zhang Q, Hu YC, Liu F, Goodman K, Rosenzweig KE, Mageras GS. Correction of motion artifacts in cone-beam CT using a patient-specific respiratory motion model. Med Phys 2010;37(6):2901-2909.

10. Lekholm U, Zarb GA. Patient selection and preparation. In: Branemark PI, Zarb GA, Albrektsson T(eds). Tissue-integrated prostheses: Osseointegration in clinical dentistry. Chicago: Quintessence, 1985:199–209.

11. Misch CE. Density of bone: Effect on treatment plans, surgical approach, healing, and progressive boen loading. Int J Oral Implantol 1990;6(2):23-31.

12. Monje A, Alcoforado G, Padial-Molina M, Suarez F, Lin GH, Wang HL. Generalized aggressive periodontitis as a risk factor for dental implant failure: A systematic review and meta-analysis. J Periodontol 2014;85(10):1398-1407.

13. Hasan A, Palmer RM. A clinical guide to periodontology: Pathology of periodontal disease. Br Dent J 2014;216(8):457-461.

14. Adnan S, Ratnam S, Kumar S, Paterson D, Lipman J, Roberts J, Udy AA. Select critically ill patients at risk of augmented renal clearance: Experience in a Malaysian intensive care unit. Anaesth Intensive Care 2014;42(6):715-722.

15. Saoud TM, Sigurdsson A, Rosenberg PA, Lin LM, Ricucci D. Treatment of a large cystlike inflammatory periapical lesion associated with mature necrotic teeth using regenerative endodontic therapy. J Endod 2014;40(12):2081-2086.

16. Gastaldo JF, Cury PR, Sendyk WR. Effect of the vertical and horizontal distances between adjacent implants and between a tooth and an implant on the incidence of interproximal papilla. J Periodontol 2004;75(9):1242-1246.

17. Elian N, Bloom M, Dard M, Cho SC, Trushkowsky RD, Tarnow D. Effect of interimplant distance (2 and 3 mm) on the height of interimplant bone crest: a histomorphometric evaluation. J Periodontol 2011;82(12):1749-1756.

18. Greenstein G, Cavallaro J. The clinical significance of keratinized gingiva around dental implants. Compend Contin Educ Dent 2011;32(8):24-31.

19. Fenner M, Vairaktaris E, Fischer K, Schlegel KA, Neukam FW, Nkenke E. Influence of residual alveolar bone height on osseointegration of implants in the maxilla: A pilot study. Clin Oral Implants Res 2009;20(6):555-559.

20. do Nascimento EH, Dos Anjos Pontual ML, Dos Anjos Pontual A, da Cruz Perez DE, Figueiroa JN, Frazão MA, Ramos-Perez FM. Assessment of the anterior loop of the mandibular canal: A study using cone-beam computed tomography. Imaging Sci Dent 2016;46(2):69-75.

21. Lu Y, Liu Z, Zhang L, Zhou X, Zheng Q, Duan X, Zheng G, Wang H, Huang D. Associations between maxillary sinus mucosal thickening and apical periodontitis using cone-beam computed tomography scanning: A retrospective study. J Endod 2012;38(8):1069-1074.

22. Garber DA. The esthetic dental implant: Letting restoration be the guide. J Am Dent Assoc 1995;126(3):319-325.

23. Belser U, Buser D, Higginbottom F. Consensus statements and recommended clinical procedures regarding esthetics in implant dentistry. Int J Oral Maxillofac Implants 2004;19 Suppl:73-74.

24. Al-Dajani M. Recent Trends in Sinus Lift Surgery and Their Clinical Implications. Clin Implant Dent Relat Res 2016;18(1):204-212.

4

やさしい インプラントの 外科基本手技

【この章で学んでいただきたいこと】

- ☑ メスの選択と切開を理解する
- ☑ 剝離の種類とポイントを理解する
- ☑ さまざまな縫合の種類をマスターする
- 【動画】見て学ぶ減張切開の基本（81ページ）
- 【動画】見て学ぶ縫合の基本（92ページ）

4 やさしいインプラントの外科基本手技

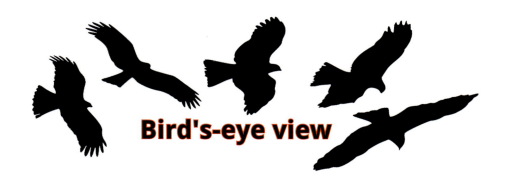

Bird's-eye view

　外科を攻略するには何が必要であろうか？
　まずは、立位により脇を締めて体を安定させ術野に正対し、無理なく明視野が確保できるポジションを確保する。埋入は、ドリルの角度にズレがあってはならない繊細な手術であり、単純だが非常に重要なことである。
　切開においても剥離においても縫合においても、術式にはすべて臨床的な意味があり、自己流でなく基本的な形をマスターすることが最短距離であり王道と考える。何度も何度も基本動作を繰り返すことである。縫合は外科手技の中で一番時間がかかり、なおかつ最終仕上げの重要なポイントとなる。たとえ減張切開が完全に行えても縫合が間違っていると、結果として失敗に終わってしまう。
　手術全体の流れの中で、自分は今何を行っているのか、常に術中に声出し確認を行うことも外科成功のひとつのポイントとなろう。声に出すことで手術室のスタッフと情報共有できるだけでなく、みずからも手術を客観視でき、心に余裕も生まれてくる。
　この章では切開、剥離、縫合という基本的で普遍的な手技、手法を学んでいただきたい。

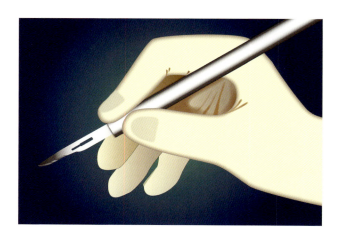

4.1 切開

4.1.1 メスの選択

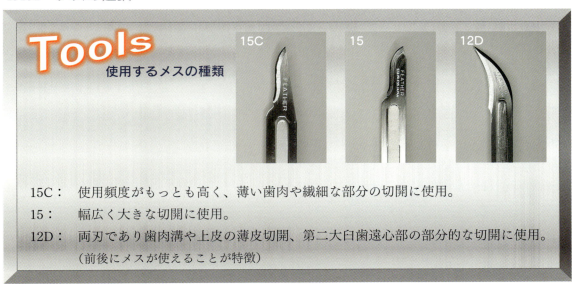

Tools 使用するメスの種類

15C： 使用頻度がもっとも高く、薄い歯肉や繊細な部分の切開に使用。
15： 幅広く大きな切開に使用。
12D： 両刃であり歯肉溝や上皮の薄皮切開、第二大臼歯遠心部の部分的な切開に使用。
（前後にメスが使えることが特徴）

　メスは15C、15、12Dの3つを使うことで十分である。手術中は、常に新しいものが使えるように替刃を3本以上は用意する。いったん切開すると血液が付着するので、生理食塩水ガーゼで払拭し血液の凝固を避ける。また、骨にあたり刃先が鈍化すると手術効率や術後の治癒に影響するので、そのときには必ず取り替える（図4-1、2）。

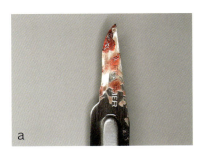
a

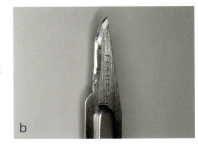
b

図4-1　血液が凝固したり、刃先が骨まで達したものを使用してはならない。刃先が切れなくなると、侵襲が大きく治癒が遅れる（b）。

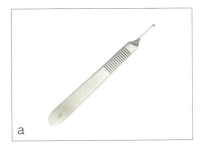
a

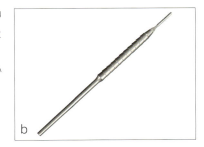
b

図4-2　メスホルダーは、術中の繊細な操作性を重要視するため平型ではなく丸柄を推奨する。丸い持ち手部分はエッジの効いたものが滑らなくて良い（b）。

4 やさしいインプラントの外科基本手技

4.1.2 切開線

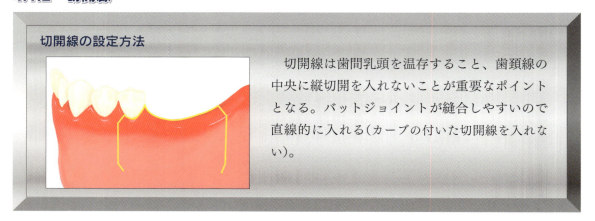

切開線の設定方法

切開線は歯間乳頭を温存すること、歯頸線の中央に縦切開を入れないことが重要なポイントとなる。バットジョイントが縫合しやすいので直線的に入れる（カーブの付いた切開線を入れない）。

切開のテクニック

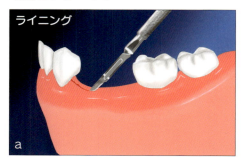
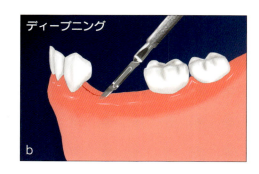

図4-3　ライニングは、骨膜まで達しないようメスで上皮に軽く切開外形線を入れる。ディープニングは、骨膜まで達する切開線で、ライニングに沿って深く入れる。骨に当たった時点で刃は取り替えること。

前歯部の切開線

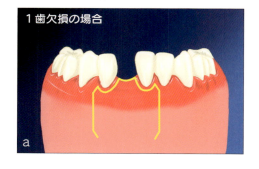
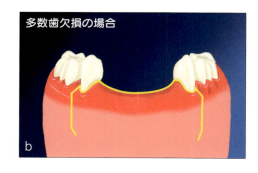

図4-4　基本的には1歯離れた位置から切開線を入れる。切開デザインはアウト・ストレート・インとなるホッケースティックをイメージしたバットジョイントデザインとする。

臼歯部の切開線

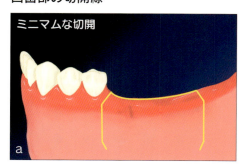
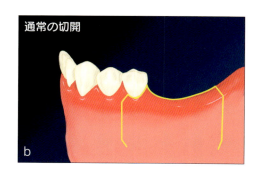

図4-5　前歯部と同様に歯間乳頭温存や歯頸ラインに配慮した切開線を入れる。直線を意識したバットジョイントスティックデザインが基本である[1]。

4.1 切開

切開線〜剥離〜減張切開〜縫合の基本手技

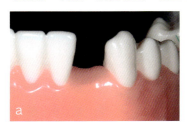 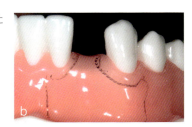

図4-6 切開線は歯間乳頭を温存した切開線とする。

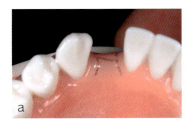 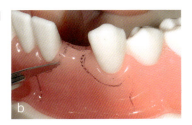

図4-7 歯槽頂に切開線を設定し舌側にはわずかな切開線を設ける。

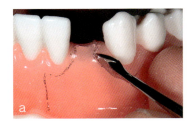 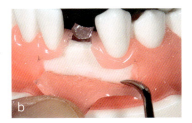

図4-8 剥離は起子を使ってもっとも繊細な部分である歯間乳頭部からスタート。その後剥離子で大胆に広げる（全層弁剥離術）。

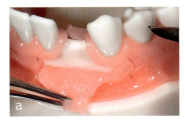 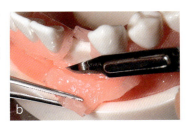

図4-9 歯肉歯槽粘膜境を越えたフラップ弁を設け、15Cメスで骨膜を残した減張切開を行う（部分層弁剥離術）。

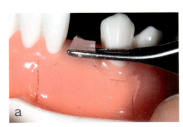 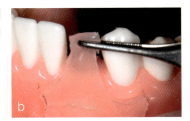

図4-10 減張切開（全層部分層弁剥離術）。歯冠部を越える長さが減張切開の理想である（b）。

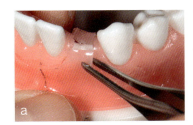 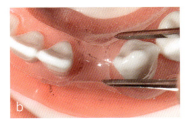

図4-11 元に戻すとテンションフリーで定位置に戻ることが成功の秘訣である。

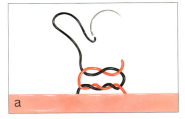 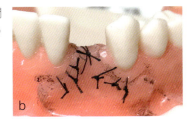

図4-12 縫合は外科結びとし、切開線上に結び目を置かない。5-0/6-0糸を使用。

75

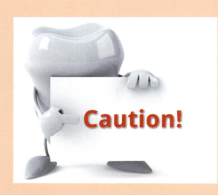

やってはいけない切開線

　基本的に薄い歯肉や歯頸線中央に切開線を入れることは避けるべきである。縫合が困難であり歯根露出しやすい。また、瘢痕が生じ審美的に不利となる。

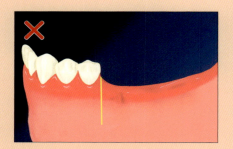

歯間乳頭中央部での切開

　縫合が困難であり空隙が出やすい。したがって、歯間乳頭を避けた切開線とするべきである。

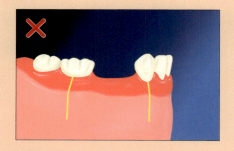

歯頸ライン中央部での切開

　この部位は歯肉が薄く血流も脆弱であるために吸収が起こりやすい。したがって、近心や遠心寄りに切開するべきである。

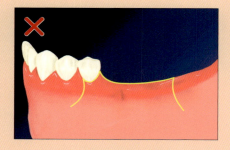

内面にカーブした切開

　剥離がしにくく血液供給も十分獲得できない切開線。内面に剥離してしまうため縫合も困難となる。

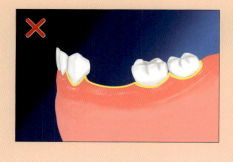

歯肉溝のみの切開線

　剥離が十分にできず、明視野が限られる。フィクスチャーと歯肉上皮が接触したり、組織を巻き込んだ埋入となり感染しやすい。サージカルガイドも浮き上がる恐れがある。

4.1 切開

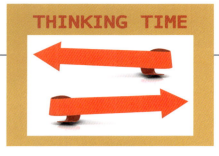

Q. 下顎遊離端欠損の切開線　〜どっちを選ぶ？？？〜

①舌側と唇側に縦切開。

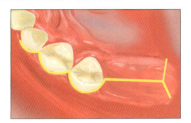

②唇側のみの縦切開。

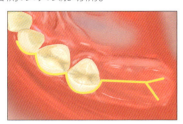

A. ②唇側のみの縦切開。

　下顎臼歯部の遊離端欠損の切開は、舌側に縦切開を入れないことを基本とする。欠損によって歯槽頂は吸収し舌下動脈・オトガイ下動脈が歯冠部に移動してくるからである。歯槽頂に沿ってまっすぐに切開を入れるか、最小限の舌側切開で止めるべきである。欠損期間が長期に及ぶほど骨吸収は進行する。結果、神経・血管も歯冠部に移動するために切開線には十分な注意が必要である（図4-13）。

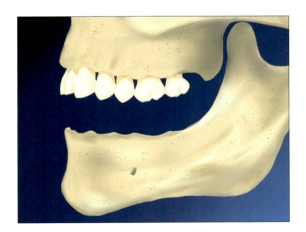

図4-13a　抜歯直後の下顎骨の状態。

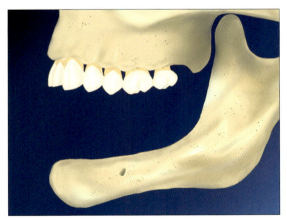

図4-13b　抜歯後、長い期間が経過した状態。

4.2 剥離

4.2.1 剥離器具

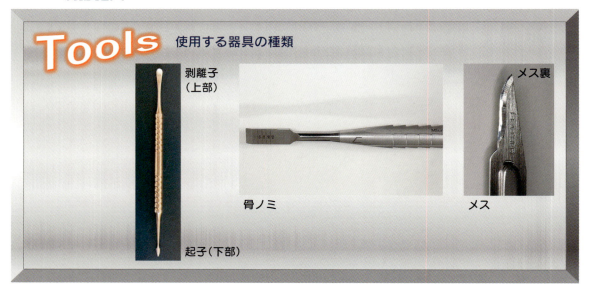

　剥離する場所や量によって道具を使い分けることが、効率良く剥離するポイントである。起子は歯間乳頭等の繊細な部分に使用する。骨ノミは本来骨採取に使用するが、歯槽頂を頬舌的にゆっくり広げるように骨ノミを回しながら動かすことで広範囲の剥離にも効率良く応用できる。歯肉頂が厚く硬い場合でも剥離しやすい。また、鈍的に剥離するときに15Cメスの裏を使うことは臨床上有効であり、筆者は頻繁に応用している。

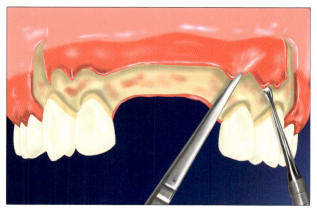

図4-14　大きなフラップ弁はピンセットでテンションをかけ、骨面に沿って剥離子を使う。

起子と剥離子の使い分け

　粘膜剥離は起子と剥離子を有効に使い分けることで手術時間の短縮につながる。起子は隅角などの繊細な部分における粘膜の剥離に用いる。剥離子は大胆に大きく剥離したい場合に用いる（図4-14）。

4.2.2 剥離の種類

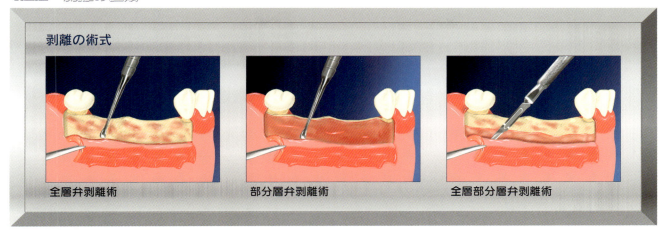

全層弁剥離術；Full Thickness Flap

骨膜を剥離して骨面を露出する。一般的にインプラント埋入時に用いられる剥離法であり、デブライドメントして骨膜を除去し骨を完全露出させる手法である（図4-15）。

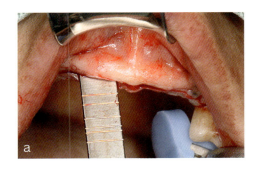
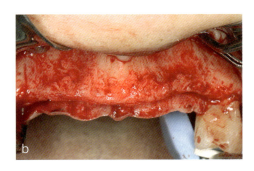

図4-15 大きな範囲のフラップ弁の剥離は骨ノミを頰舌に動かすことからスタートし、剥離子で骨面に指を沿わせ骨膜を除去する。

部分層弁剥離術；Partial Thickness Flap

骨膜を残して剥離する手法である。粘膜下層までの剥離術であり、歯肉移植術や再生術に応用される（図4-16）。

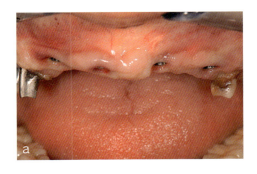
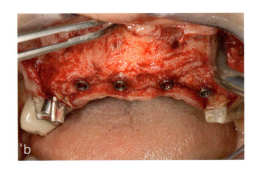

図4-16 上皮と骨膜の間の結合組織を切開することで骨膜を歯槽上に残す手技である。粘膜固有層の切開。

4 やさしいインプラントの外科基本手技

全層部分層弁剥離術（減張切開）；Full & Partial Thickness Flap

骨膜を残し歯肉歯槽粘膜境を越えた切開。歯冠部は全層弁剥離術で歯根部は部分層弁で剥離する術式。歯肉歯槽粘膜境（以下MGJ）を越えるコンビネーションの切開法で減張切開ともいう（図4-17、18）。

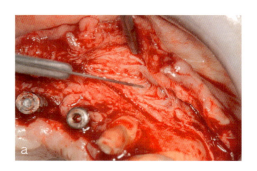
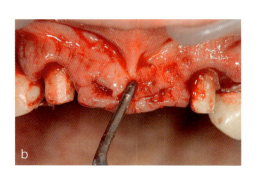

図4-17 減張切開は、MGJを越えて1本の切開線を深めに鋭角に入れる。歯肉弁が歯冠部を完全に覆う程度の切開が目安である。

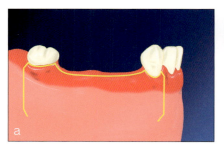
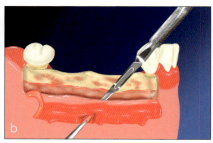
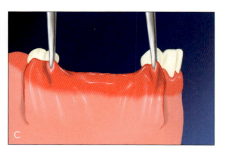

図4-18 歯肉弁上皮が歯冠部にまで及ぶことを目安とする。テンションフリーで歯冠部が十分に隠れる程度に切開し、Raw to Rawで縫合する。この時にメスを裏返しして減張切開すると、出血も少なく剥離できる。

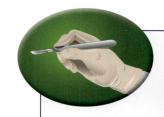

切開線は前後せずに一気に＆切開面の角度は直角に！

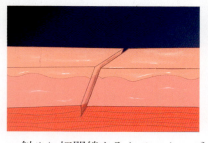
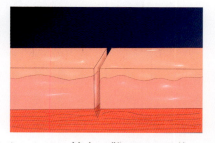

斜めに切開線を入れることのデメリットは、縫合の難しさと予後に影響することである。直角に切開線を入れ、上皮と上皮をバットジョイントでピッタリと合わせることが基本である。切開線は一気にライニングで軽く入れ、ディープニングで骨膜まで達する切開とする。

80

BREAKTHROUGH

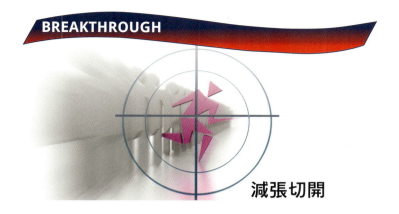
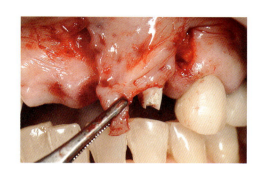

減張切開

　すべての切開には意味がある。骨整形の必要があるところは全層弁剥離術、必要のないところは部分層弁剥離術で行う。減張切開はコンビネーションフラップであり、全層部分層弁切開法とも言われる。

　GBRなどを行う場合、減張切開は必須である。十分なテンションフリーを確認しないと、裂開を引き起こすこととなる。減張切開は、手術の成功の重要なファクターであり、しっかりとマスターしたい（図4-19、20）。

オトガイ孔近辺の減張切開

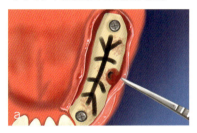
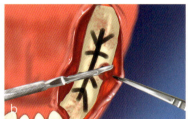
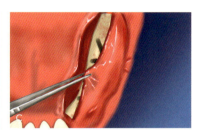

図4-19　オトガイ孔近辺の切開はピンセットでテンションをかけ、少なくとも5mm以上離してから切開線を入れる。メスの裏を使用することにより出血も抑えられ、侵襲の少ない減張切開となる。

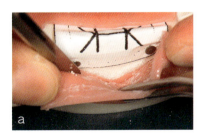
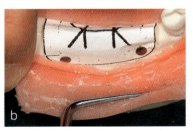
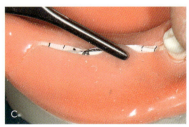

図4-20　減張切開の一連の流れ。成功の秘訣は、テンションをかけずに上皮と上皮が元の位置に戻ることである。

【動画】見て学ぶ減張切開の基本

減張切開の基本を上顎前歯部を例に、わかりやすい解説付きでご覧いただけます。メスの裏を使った出血も少なく侵襲の少ない切開線に注目！

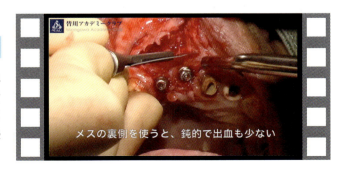

4 やさしいインプラントの外科基本手技

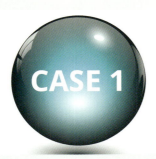

上顎前歯部応用例（付着歯肉を残した審美切開）
上顎前歯部1歯欠損症例 CASE 1

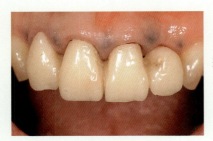
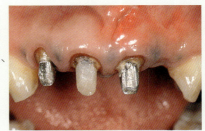

審美領域における切開のポイントは、歯間乳頭を阻害しない切開線の位置、付着歯肉を残した切開、十分な減張切開である。

症例4-1a　術前。
症例4-1b　術後3ヵ月。

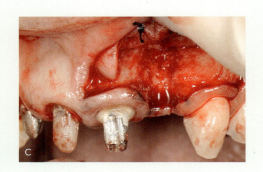
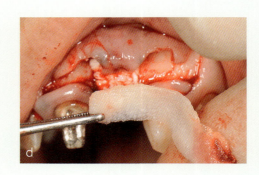

症例4-1c, d　付着歯肉を2mm残した切開線。唇側骨欠損部位にGBRと再生療法（AFG・CGF）を行う。

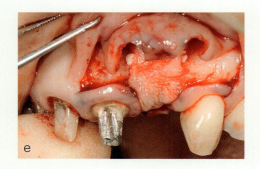
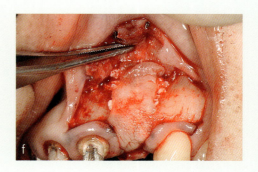

症例4-1e, f　術後の裂開を防ぐため、十分な減張切開を行いテンションフリーとする。

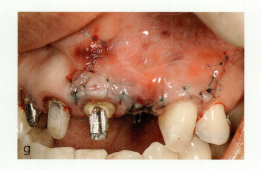
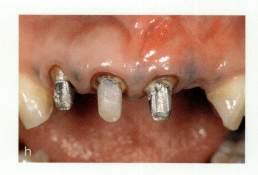

症例4-1g, h　2mm残した付着歯肉と剥離上皮の審美的縫合。付着歯肉が断裂しないように繊細に行う。

4.2 剥離

CASE 2

下顎臼歯部応用例（大きな範囲の全層弁切開・剥離）
下顎臼歯部多数歯欠損症例

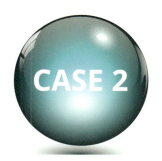

広範囲に及ぶ切開は、効率良く行うことで、手術時間が大幅に短縮できる。適切なサージカルガイドの使用により埋入された下顎インプラント。

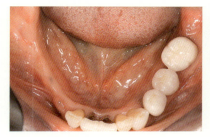

症例4-2a　初診時。

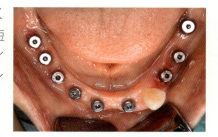

症例4-2b　インプラント埋入時。

症例4-2c, d　切開線は、審美部位では歯間乳頭から2mm離した設計も考えられるが、臼歯部であれば、歯頚ラインに沿った切開線とする。

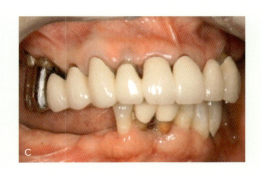
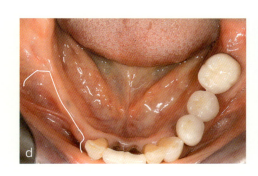

症例4-2e, f　繊細な近心隅角部に起子を入れる。遠心部臼後三角隅角部も同様に起子で剥離する。

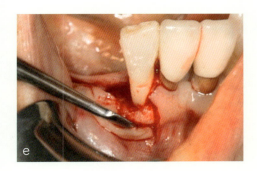
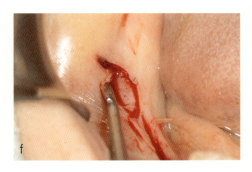

症例4-2g, h　広範囲に及ぶ歯槽頂剥離は骨ノミを左右に回転させて歯槽頂を広げる。その後、剥離子で拡大する。

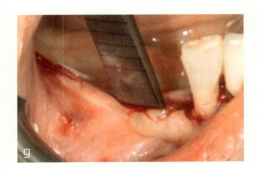
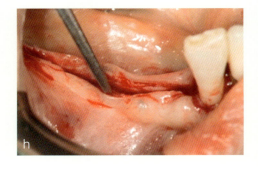

83

4 やさしいインプラントの外科基本手技

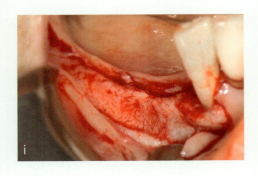
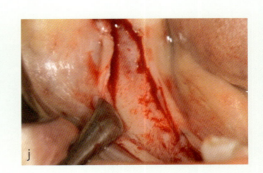

症例4-2i, j 剥離子で鈍的に剥離し、骨に沿わせながら遠心まで全層弁を獲得する。臼後三角部も同様に剥離する。

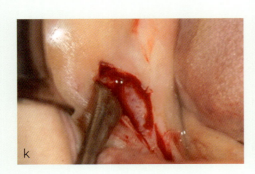
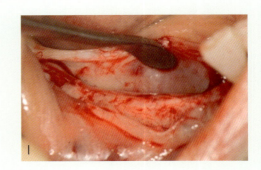

症例4-2k, l 剥離子で臼後三角を剥離。舌側には切開線は入れずに鈍的に剥離のみ行う。

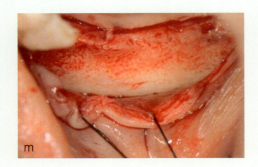
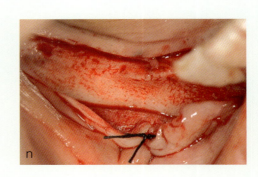

症例4-2m, n 4-0絹糸で頬側のフラップ弁を十分に広げて明視野を確保する。その後頬粘膜内面に縫合し術野の安定を図る。

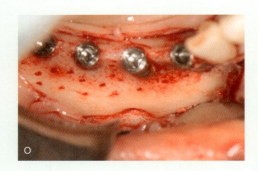
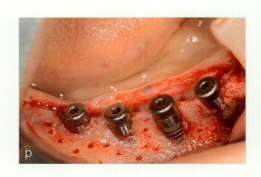

症例4-2o, p 血液供給のために皮質骨の穿孔を行う。穿孔後にインプラントを埋入し、高さ確保のために2mmのヒーリングアバットメントを付ける。

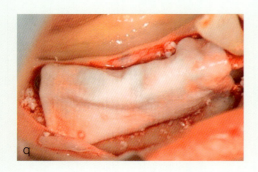
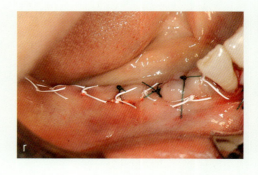

症例4-2q, r 骨補填材料と吸収性メンブレンのブロックアウトを行う。減張切開し、テンションフリーで縫合する。

4.2 剥離

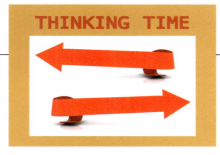

Q. 下顎無歯顎の切開線　〜どっちを選ぶ？？？〜

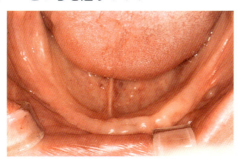

①すべて剥離　　　　　　　　　　　　②小帯を残して剥離

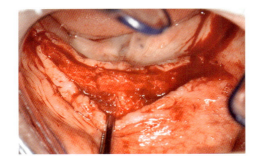
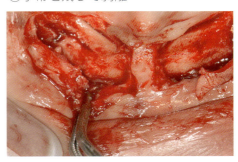

A. ②小帯を残して剥離

　ポイントは舌小帯！　舌小帯が高位にあるか？　低位にあるか？　その位置によって切開線の術式を変えることである。下顎無歯顎でインプラントを埋入する場合、筆者はすべてに切開線を入れないで、中央部のみアイランドを残した切開と剥離を行っている。中央部に切開を入れてしまうと剥離した部分が小帯に牽引され、巻き込まれて元に戻すことができなくなる恐れがあるので注意する。

4.3 縫合

4.3.1 縫合器具と縫合糸

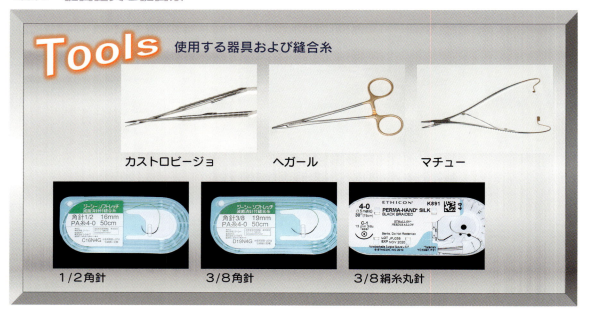

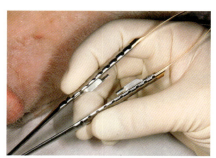

図4-21 カストロビージョを用いたペングリップ。

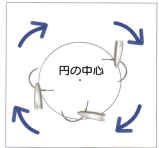

図4-22 ボディを把持することがポイントである。

カストロビージョは指先の回転を基本としたペングリップであり、粘膜縫合に応用が利き、確実で細かな縫合が行える。針のボディを把持し、手首で回転させながら縫合する（図4-21、22）。

図4-23 強湾針（1/2針）。

図4-24 弱湾針（3/8針）。

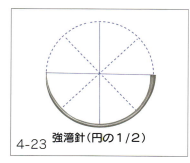

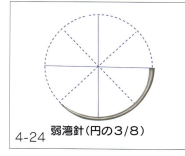

　縫合針は、口腔軟組織を扱う際に一般的には1/2針を用いる（図4-23）。特に下顎臼歯部の縦切開縫合は図4-22のように手指にスナップを利かせた運針が有効である。弱湾針はスナップを利かせる必要のない広い範囲の縫合に用いる（図4-24）。

4.3 縫合

縫合針の形態

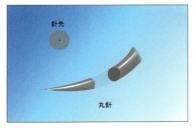
図4-25 丸針。

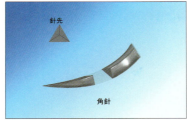
図4-26 角針。

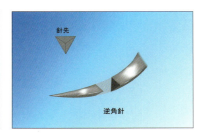
図4-27 逆角針。

縫合針は丸針・角針・逆角針の3つに分かれる(図4-25〜27)。丸針は粘膜等の軟らかく刺入しやすい組織に用いられインプラント外科においては使用しやすい。しかし厚い付着歯肉を扱う際には作業効率が悪くなり運針が捗らないことがある。よって角針を推奨するが、角針であると頂点が上を向いているため粘膜断端を損傷し裂開しやすい欠点がある。ゆえに逆角針の選択を推奨する。

逆角針は粘膜上位部分が平坦でありテンションがかからず、運針の引き上げによっても裂開が少ないとされる。さらに針先が創面に対し左右に外側にかかるので安定しやすい。逆角針はキレが良く組織に優しい縫合針である。

運針後の糸はフラップした歯肉弁に対し垂直にまっすぐに引き出すことである。牽引時に横や上に引っ張ると、粘膜組織の断裂が起こりやすくなる(図4-28)。たとえ逆角針でも、牽引方向には細心の注意を払うべきであり、把持と牽引を繊細に行うことが予後に影響する。

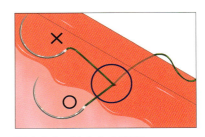
図4-28 縫合糸の牽引。

糸の結び目(結節部)は切開線上においてはならない。この場所に結節部を置くことは治癒を邪魔し、さらに感染リスクも高くする。予後の感染に大きな影響を及ぼすので、意識して縫合結節部をずらした手技を用いる(図4-29)。

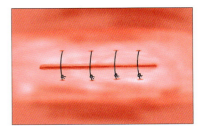
図4-29 結節部。

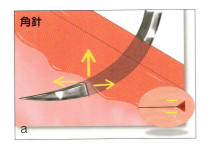

図4-30 角針は引っ張る方向の上部にテンションがかかるために断裂しやすい。逆角針は下方向にテンションがかかるために断裂しにくい。

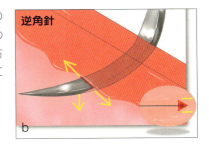

ヘガールやマチューは手首の回転で縫合することを基本としているので、連続した繊細な縫合には向いていない。すべての縫合は、カストロビージョを使ってペングリップで行う。カストロビージョのペングリップに慣れることが縫合上達の決め手となる。

4.3.2 縫合の種類

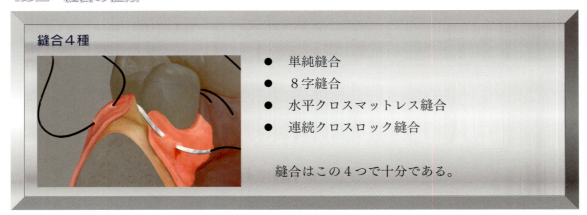

縫合4種
- 単純縫合
- 8字縫合
- 水平クロスマットレス縫合
- 連続クロスロック縫合

縫合はこの4つで十分である。

単純縫合

すべての結紮の基本中の基本であり、1針ごとに結び目を作り創縁を正確に接触させる縫合（図4-31）。

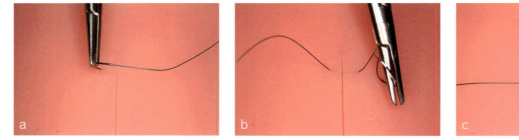

図4-31 切開線から最低でも2mm離す。針のボディを中心に把持し、指先の回転で操作する。針先を絶対に掴まないように注意し、糸の結び目は切開線上に置いてはならない。

8字縫合

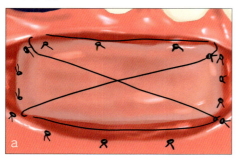

図4-32 十字縫合の変法であり8字のマットレス縫合である。広範囲の遊離歯肉上皮を固定する場合に有効である。

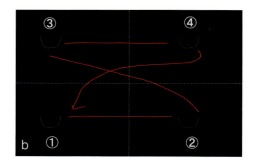

水平クロスマットレス縫合

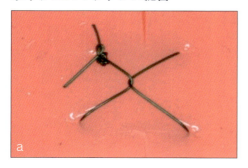

図4-33 水平マットレス縫合の改良である。マットレス縫合をクロスさせることで中央部に緩みのない縫合となる。

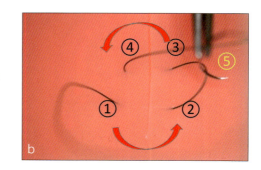

88

4.3 縫合

BREAKTHROUGH

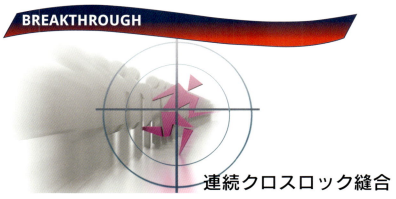

連続クロスロック縫合

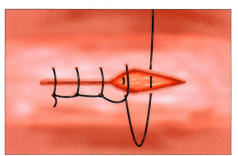

　連続ロック縫合の改良である。従来は即時に輪の中にロックしていた手技であるが、ロック部を外から1回転することにより緩みのない縫合ができる（図4-34～36）。広範囲の切開に応用できるため、必ずマスターしたい。

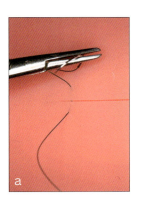
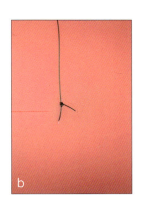

図4-34　刺入点は切開線から2mm以上離し、結び目は切開線上には置かない。基本である外科結びでノットを決める。

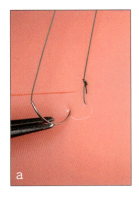
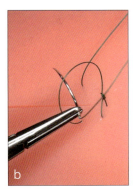

図4-35　針は刺入点と同じ方向から入れる。さらに輪を作り外から大きく回して1回転して中に入れる（従来は中から入れた）。これにより緩みのない結紮ができる。

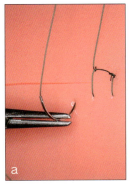
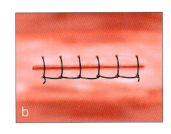
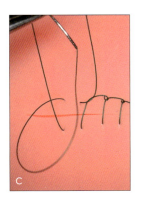

図4-36　同様に繰り返し、最後は輪を1本の断端とみなして縫合する。

4 やさしいインプラントの外科基本手技

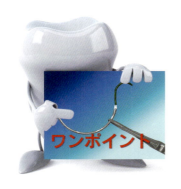

刺入点は十分な距離をとること
　刺入点は組織の断裂を避けるため切開線から垂直的に2mm以上は離す。手術中に糸を乾燥させないよう、アシスタントは生理食塩水で常に濡らして滑らかにする。

　把持部はボディ（中央部）を意識してポイント（先端）やスウェッジ（糸付き針後端）を持たないこと。押しつぶしや針折れなどの危険があるためである。

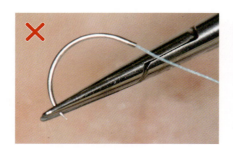
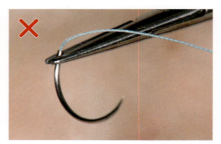

　刺入したら開いた反対側歯肉弁まですべてを1回で縫合しようとしない。ポイントを把持して破壊しないように徐々に針を押し出し、回転させるように縫合する。

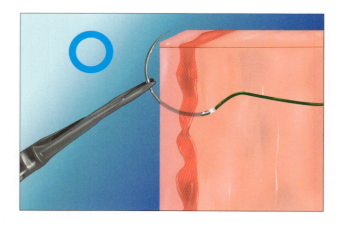

4.3.3 歯肉弁の縫合方法

Raw to Raw（粘膜下層縫合）

内面の結合組織を粘膜下で均一に結紮させることにより上皮が山状に突出する（図4-37）。腫脹が起きても裂開しないとされる理想的な縫合である。

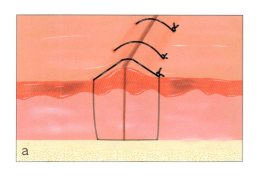 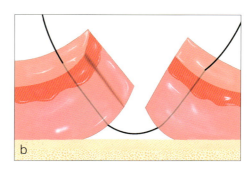

図4-37　死腔を作らないことがポイント。同じ幅、同じ厚さの間隔で針をすくうようにして縫合する。

RAW to EPI（上皮粘膜縫合）

上皮と粘膜が互い違いの縫合となり、血流も阻害される縫合方法。死腔ができやすく上皮の予後が悪くなる（図4-38）。

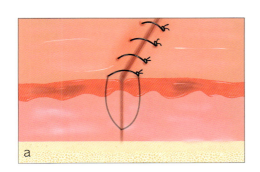 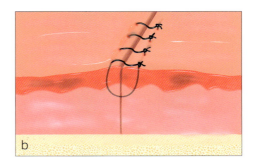

図4-38　上皮と粘膜を縫合すると、ズレた縫合となり死腔ができやすい。さらには瘢痕治癒となる。

EPI to EPI（上皮層縫合）

上皮同士の縫合であり脆弱な縫合方法である。テンションをかけると上皮が断裂したり、術後の腫脹により裂開が起こる場合がある（図4-39）。

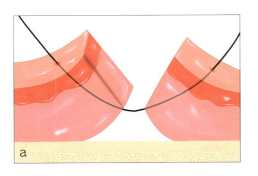 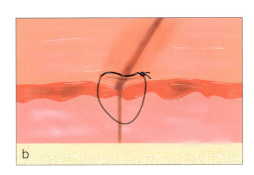

図4-39　粘膜上皮同士を合わせると断裂しやすく、術後の腫脹も大きい。

4.3.4 結び方

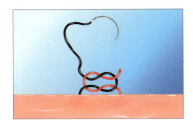

女結び
　第一結節と第二結節が交差する縫合(同じ方向で縫合する)。
上から1回結んでもう一度上から1回結ぶ……<u>緩みやすい縫合</u>

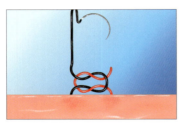

男結び
　第一結節と第二結節が並行する縫合(逆の方向で縫合する)。
上から1回結んで、次は下から1回結ぶ……<u>緩みにくい縫合</u>

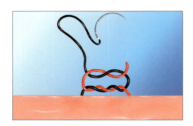

外科結び
　男結びの変法である。最初に2回結んで逆方向に1回結ぶ、
さらに逆方向に1回結ぶこともある(三重結びを臨床応用する)。

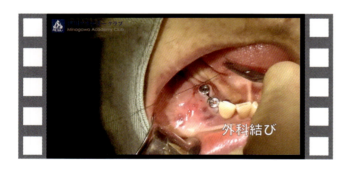

【動画】見て学ぶ縫合の基本

外科結びの基本術式について
ポイント解説。術中の確認声
出しが基本！

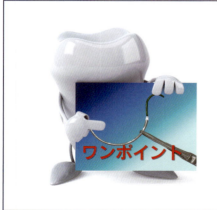

縫合は声を出して……
　外科結びを基本とするが、臨床の場において縫合が多数歯に及ぶ場合、回転を迷うことがある。必ず声を出して確認すること。『上から2回、下から1回……』

参考文献

1. Nisha S, Shashikumar P, Samyuktha GS. Minimally invasive surgical techniques in periodontal regeneration. Int J Oral Health Sci 2017;7(1)24-29.

5

やさしい
インプラントの
治療計画

【この章で学んでいただきたいこと】

☑ 治療の流れを理解する（1回法 vs 2回法）

☑ Tissue × Bone Matrixをマスターする

☑ 計画立案のポイントをつかむ

☑ 計画変更の注意点を考える

5 やさしいインプラントの治療計画

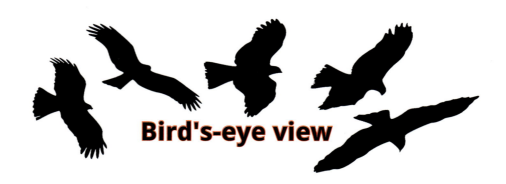

診断を元に、治療計画を立案する。

インプラントを埋入したが良好な結果が得られなかった、ということが臨床では起こる。ひとつの理由として、診査診断の不足が考えられるが、治療計画の問題もある。目先の埋入だけにフォーカスすると長期的にうまくいかない。

例えば骨量が不足していた場合、最終補綴までは成功したとしても、のちに歯肉は必ず退縮する。審美領域ではフィクスチャーが露出することとなり致命的である。また、全身疾患の問題を十分に治療計画に反映させないと、感染しインテグレーションしなかったり、最悪の場合、出血が止まらないなどの事態を招く。手術におけるトラブルは、予測可能で防げることのほうが圧倒的に多く、不測の事態は実際にはほとんどない。ただし、あらゆる事態を想定し、第2、第3のプランを準備しておくことは必須である。

治療計画の答えは1つではない。術式やタイミングなど、担当医の知識と裁量が発揮されるところである。本章をぜひ柔軟な治療計画立案の参考とし柔軟に活用していただきたい。

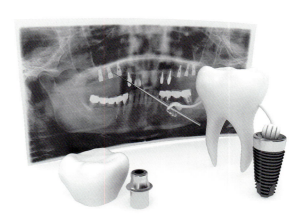

5.1 長期的な治療計画

5.1.1 治療計画の流れ

　治療計画のもっとも基本的な流れは下図のとおりである。本書では、理解の近道として、条件が良い臼歯部、少数歯欠損を対象として解説する。治療計画でもっとも大切なのは、ゴールをはっきりと決めることであり、治療期間、費用、審美的な要望など十分なカウンセリングとインフォームドコンセントを行う。また、治療は長期間にわたるため、最終補綴までの生活に支障がないよう無理のない計画を提示し、治療開始前に書面を交わす。

　埋入手術は、1回法と2回法に大別される。1回法は観血的処置が1回であるのに対し、2回法は埋入後3〜6ヵ月経過してから二次的に手術が必要となる。どちらの治療法を選択するかは、歯肉や骨などの状態により判断する。手術後は、歯肉の治癒を待ち、印象採得、咬合採得を行い、アバットメントおよび上部構造の装着へと移行する。1回法は上部構造装着まで最低でも約3ヵ月、2回法では最低でも約4ヵ月の期間が必要である。各段階ごとに、必ず再評価を行う。

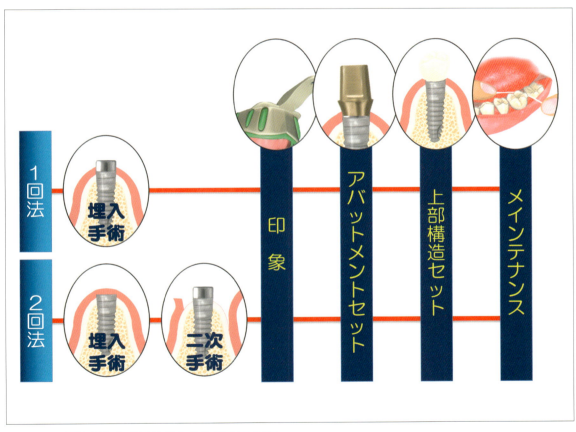

図5-1　1回法埋入と2回法埋入の治療計画の流れ。

5 やさしいインプラントの治療計画

5.1.2　1回法か2回法か

　1回法と2回法にはそれぞれに利点・欠点があり、大きな違いがある(表5-1)。1回法は埋入手術時に歯肉縁上にヒーリングアバットメントの頭出しを行い、2回法では歯肉下にヒーリングキャップを置く[1]。見極めの大きなポイントは付着歯肉の有無である。付着歯肉が十分あれば、すべて1回法という考えは正論であると考える。しかし、清掃状態が良くメインテナンスがしっかりと行われていれば、付着歯肉はそれほど重要ではなく、1回法で十分であるという考えもある[2]。

　1回法の利点は、二次手術がないため患者の外科的な侵襲が少なく、治療期間も短いことである。2回法については、その目的は何よりも十分な付着歯肉の獲得にある。付着歯肉を獲得することによって、清掃性が良くなり長期的な維持が期待できる。しかし欠点として、歯肉でヒーリングキャップを覆うため、再度の外科侵襲(切開、縫合、抜糸)が加わり患者の負担も増えることとなる。さらには、治療期間も1回法と比較すると長期に及ぶ。筆者は多少付着歯肉が少なくても定期検診によってメインテナンスが十分に行われ、患者のモチベーションが高ければ1回法が第一選択であると考えている。

表5-1　1回法と2回法の利点・欠点

	利点	欠点	適応条件
1回法	治療期間が短い 二次的な外科侵襲がない	術後感染の可能性 カラー部が露出しやすい	付着歯肉がある 清掃状態が良い 十分なモチベーション
2回法	十分な付着歯肉の獲得 術後の感染リスクが少ない	二次手術がある 治療期間が長い	付着歯肉が少ない メインテナンスに不安

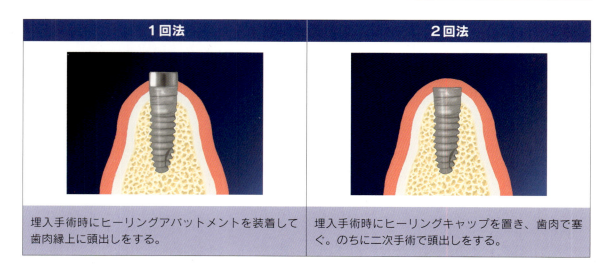

埋入手術時にヒーリングアバットメントを装着して歯肉縁上に頭出しをする。

埋入手術時にヒーリングキャップを置き、歯肉で塞ぐ。のちに二次手術で頭出しをする。

5.2 3Dポジションの計画〜トップダウン with ボトムアップの設計〜

5.2.1 トップダウン vs ボトムアップ

埋入位置の設計は、シミュレーションソフトウェアを使って行う。ソフトウェアはCTやサージカルガイドに付属されている場合が多い。

筆者は、トップダウン with ボトムアップの設計を推奨している。トップダウンは、補綴主導型でワックスアップをベースとした設計である。歯科技工士目線であり噛み合わせは良いが、骨のないところへの埋入となる危険性がある（図5-2a）。一方ボトムアップは、外科主導型で骨がある範囲の中で考える歯科医師目線の設計である。安全を第一に考えた設計ができる反面、冠が理想的な位置とならない可能性がある（図5-2b）。どちらの要素も必要であり、双方の許容の範囲内でベストな3Dポジションを見つけるのが、トップダウン with ボトムアップである。

骨量が不足している場合には、GBRを行うことも視野に入れ、埋入と同時に行うのか、二次手術時に行うのか、自家骨か他家骨か、患者の負担を考慮した治療計画を立案する。注意したいのは、骨補填材料はあくまでもボリュームの確保が目的であり、血管や細胞組織がないところに骨再生は起こらず、インテグレーションを求めるのは難しいことである。最低でも初期固定が得られる骨量は必要である。また、冠の位置に問題がある場合は、角度の付いたアバットメントやCAD/CAMアバットメントで調整する方法がある。

より質の高い埋入位置決めを行うには、インプラントを熟知した歯科技工士と連携して、埋入位置と補綴位置の設計を同時に行うことが望ましい。

一見良さそうなトップダウントリートメントであるが、大きな落とし穴となる場合があることを理解しなければならない。天然歯の解剖とインプラントはまったく別のものであり、既存歯の歯根と同じ場所にインプラントを埋入するという考え方には無理がある。埋入の基本は既存骨主導型インプラント埋入であり、ボトムアップトリートメントである（図5-3〜6）。

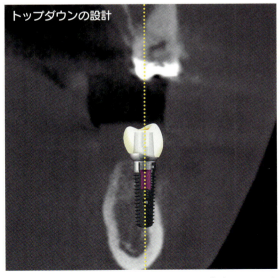

図5-2a 理想的な咬合によるトップダウン設計では、埋入位置が頬側に寄りすぎる。

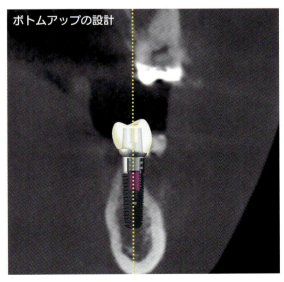

図5-2b 外科主導型のボトムアップ設計では、すれ違い咬合となる。

97

5 やさしいインプラントの治療計画

✕ 天然歯の歯根位置への設計例

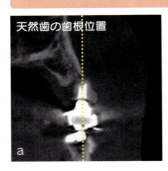
天然歯の歯根位置
a

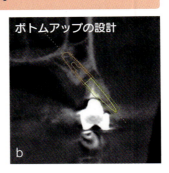
ボトムアップの設計
b

図5-3 天然歯の歯根が頬側に寄っている。このままトップダウンの設計でそのポジションにインプラントを埋入すると、頬側骨を突き抜けてしまう（a）。ボトムアップの設計が理想的である（b）。

✕ トップダウンの設計例

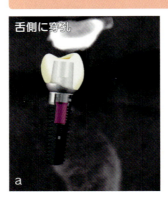
舌側に穿孔
a

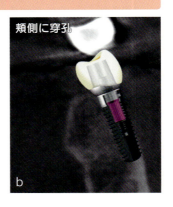
頬側に穿孔
b

図5-4 咬頭と窩の考えでワックスアップすると、左図は舌側に、右図は頬側に穿孔してしまう。トップダウンでは頬側や舌側に穿孔した設計となり非常に危険である。

○ トップダウン with ボトムアップの設計例

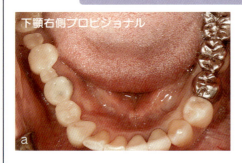
下顎右側プロビジョナル
a

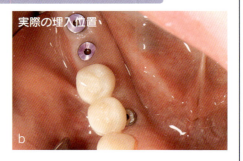
実際の埋入位置
b

図5-5a トップダウンによる右側臼歯部へのプロビジョナルレストレーション装着。
図5-5b 4⏌部への埋入。理想的な咬合の位置より舌側寄りにズレている。この埋入が安全な位置である。

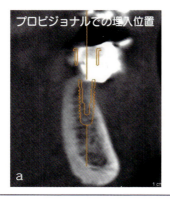
プロビジョナルでの埋入位置
a

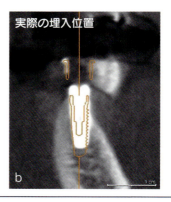
実際の埋入位置
b

図5-6a プロビジョナルレストレーションでは理想的に咬合しているが、CTで確認すると、頬側骨が吸収している。
図5-6b ガイドを使ったトップダウン with ボトムアップの埋入。ギリギリの安全な位置であり、ここ以外に的確な位置はない。

5.3 埋入術式～短期的な治療計画～

5.3.1 骨と歯肉の３分類

では、実際にどのように埋入計画を立案したらよいのであろうか？　もっとも基本となるサージカルガイドを使った下顎臼歯部の埋入を例にとり整理してみたいと思う。第３章では、オクタゴン診断を使ってインプラントが適応であるか否かの総合診断を解説した。本章では埋入術式を選択するため、骨と歯肉の診断をさらに詳細に分類する。

骨幅はシミュレーションソフトウェアで設計したフィクスチャーの３Dポジションを元に判断する。骨の高さ、幅ともに十分でありフィクスチャーが露出しないものは問題なし（○）、フィクスチャーの露出が１/３程度までのものはやや注意を要する（△）、１/２程度まで露出するものは骨吸収が進んでおり埋入に関しては注意を要する（▲）、と骨の吸収段階に合わせた３分類で診断を行う（図5-7）。フィクスチャー周囲には、１/２以上の骨が存在していることがインプラント適応の最低条件と考える。この条件を満たしていないと初期固定を得るのは難しく、インプラント適応外と診断して３分類からは除外する。この場合、GBRなどで条件改善を図る治療計画が先決となる。

歯肉の診断は付着歯肉に注目する。付着歯肉が十分であれば問題なし（○）、付着歯肉が少なければやや注意を要する（△）、さらに付着歯肉がない場合は要注意歯肉（▲）、とした。歯肉に関しては埋入不可となる条件はない。

骨の３分類

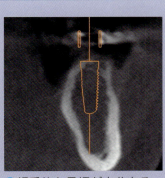 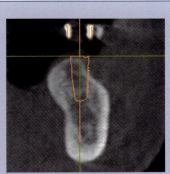 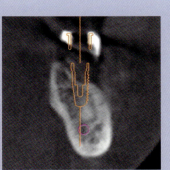

○頬舌的な骨幅が十分ある（フィクスチャーが露出しない）　△頬側に小規模な吸収がある（フィクスチャー露出１/３程度）　▲頬側の吸収が大きい（フィクスチャー露出１/２程度）

歯肉の３分類

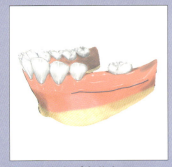 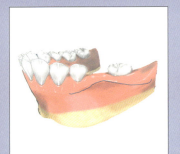 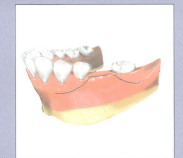

○付着歯肉が十分ある　△付着歯肉が少ない　▲付着歯肉がない

図5-7　骨と歯肉の３分類。骨形態の吸収の程度と付着歯肉の状態をそれぞれ３分類した。付着歯肉が少ない（△）は２mm程度の歯肉幅と考える。

5 やさしいインプラントの治療計画

5.3.2 基本埋入の4術式

サージカルガイドを用いた下顎臼歯部のインプラント埋入術式には、4つの方法がある（図5-8）。1回法か2回法か、フラップかフラップレスかであり、これらのパターンを組み合わせると合計で4つの術式となる。どの術式を選択すべきかは、前述の骨と歯肉の3分類の診断結果によってほぼ決まってくる。フラップレス埋入は、サージカルガイドの使用によって初めて可能となる術式であり、明視野が確保できない分、より安全への配慮が必要な難度の高い術式である。

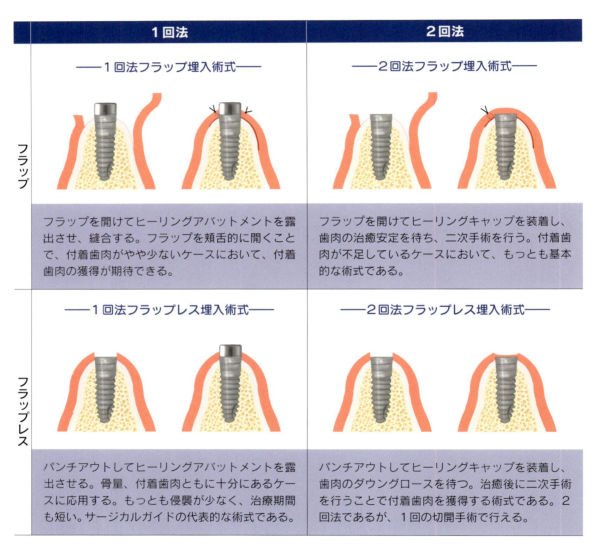

図5-8　下顎臼歯部におけるサージカルガイドを用いた基本埋入4術式。

5.3 埋入術式～短期的な治療計画～

1回法埋入術式

　ある程度の付着歯肉があり患者のモチベーションも十分であれば、パンチングしてフラップレスによる1回法で行う（図5-9a）。このフラップレス術式がサージカルガイドを使った埋入の大きな利点であり特長である[3]。骨量については十分にあることがフラップレスの絶対条件である。付着歯肉が少なければ、可能な限りミニマムの切開を入れ、フラップによる埋入とする（図5-9b）。術中の注意点として、フラップ弁を設けると、サージカルガイドが浮き上がる可能性がある。その際には、フラップ弁は頰粘膜に縫合し、辺縁歯肉がサージカルガイドに当たらないようにするべきである。

1回法フラップレス埋入

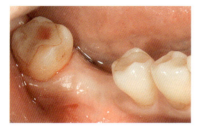 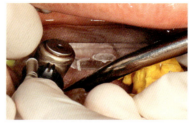 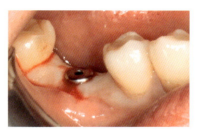

図5-9a　骨、歯肉ともに問題なく患者のモチベーションも十分。

図5-9b　サージカルガイドを使ったパンチング術式。

図5-9c　埋入と同時にヒーリングアバットメントを装着。

1回法フラップ埋入

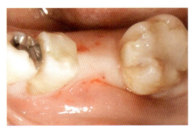 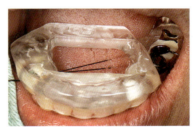 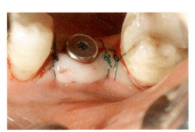

図5-10a　付着歯肉が少ないためにフラップを開ける計画。

図5-10b　サージカルガイドを使ったフラップ埋入。

図5-10c　フラップ弁を緊密に縫合し、付着歯肉を獲得する。

2回法埋入術式

パンチングによる2回法フラップレス埋入の術式は、1回法のパンチングを改良した新しい方法であり（モディファイドパンチング法）、ヒーリングアバットメントではなくヒーリングキャップを用い、創傷治癒を待つ方法である（図5-11a）。パンチングした上皮は約4〜6週間で完全に覆われる[4]。

フラップによる2回法埋入はもっとも基本的な術式である。フラップを開け、歯肉の治癒安定後に、二次手術でヒーリングアバットメントを露出させ縫合する（図5-11b）。切開は、舌側寄りにミニマムに入れることが基本である。どちらも、二次手術で付着歯肉の獲得を狙う。

2回法フラップレス埋入

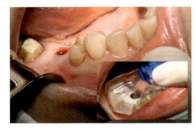
図5-11a 付着歯肉が不足、モディファイドパンチング法で行う。

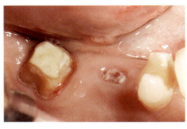
図5-11b 10日後の上皮の状態。ダウングロースが始まる。

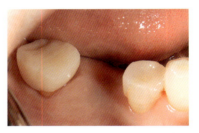
図5-11c 4週後パンチング部は、完全に上皮で覆われている。

2回法フラップ埋入

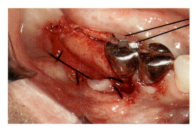
図5-12a 骨量が不足しているためにフラップを開ける。

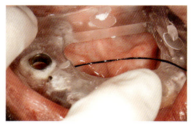
図5-12b フラップ弁が邪魔をしないよう縫合糸で牽引する。

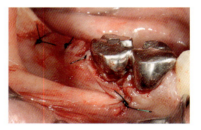
図5-12c 術後。歯肉で完全に覆い縫合する。

5.3 埋入術式～短期的な治療計画～

5.3.3 Tissue × Bone Matrix

ここまでで、骨と歯肉の診断方法、ならびに術式について解説してきた。では、実際の臨床応用として、どのように術式を選択したらよいのであろうか？「Tissue × Bone Matrix」は骨と歯肉の3分類の診断を体系化したものである（図5-13）。縦列の骨の診断と横列の歯肉の診断がマトリックス上で交差する術式が、治療計画の第一選択となる。サージカルガイドを使う一番のメリットは正確で安全なことであり、そのうえでの埋入であれば、フラップレスが第一選択の術式となる。ただし、骨量が不足している場合や埋入に不安がある場合は、フラップを開けて必ず明視野でドリリングを行う。付着歯肉が十分にあれば1回法[5]、付着歯肉がない場合は2回法が第一選択となる。付着歯肉を確保するためにはフラップを開ける術式が基本であるが[6]、フラップレスで埋入した後に付着歯肉を獲得する方法も考えられる。1回法で頭出しと同時にフラップ弁を縫合する方法は、2回法と比較すると確保できる付着歯肉の量は少なくなる。術式を決定するためにはどれくらい付着歯肉の確保が必要であるかだけでなく、複数回の侵襲を避けたい場合、治療期間を短くしたい場合、メインテナンス状況など、考慮すべき事項は多い。実際には全身疾患や患者の要望などを十分に考慮したうえで、柔軟に判断したい。

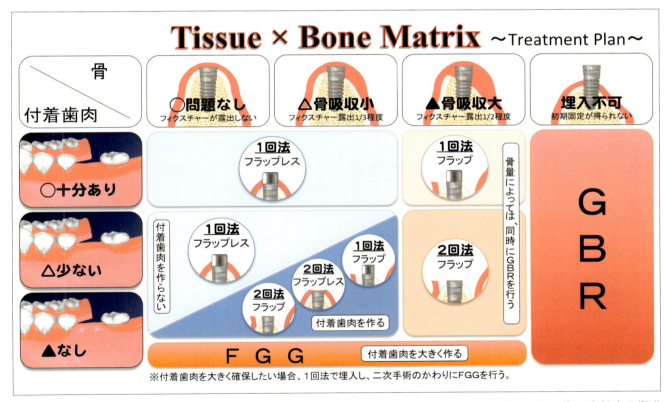

図5-13 治療計画を決定するための診断マトリックス。骨と歯肉の診断結果を元に、マトリックス上で交差する術式を第一選択とする。

5 やさしいインプラントの治療計画

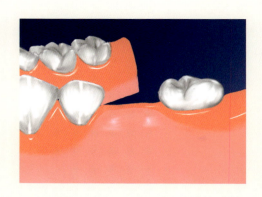

インプラントに付着歯肉は必要？

ここでは付着歯肉の優位性について賛成説と反対説の文献から考察してみる。

<u>付着歯肉不必要説</u>：1名の患者の左右で、遊離歯肉移植術（以下FGG）を行ったものと行わないもので確認した研究がある。この文献では、FGGをしてもしなくても差はなく、周囲炎の原因除去にはならないとの結果であった（表5-2）。

<u>付着歯肉必要説</u>：研究では、メインテナンスを開始した6年後にFGGをしているケースとしていないケースでは、明らかに歯肉退縮に影響が出るとの結果が示された。しかし定期メインテナンスが十分に行われていれば、FGGをしなくても問題はないとの結果であった（表5-2）。

表5-2　付着歯肉に対する賛成説と反対説

付着歯肉不必要説	
LangとLöe(1972)[7] HangorskyとBissada(1980)[8] LindheとNyman(1980)[9] Kennedyら(1985)[10]	片側：FGG、反対側：Nothing 歯肉の抵抗性は同じ アタッチメントのロスに差はない ▶付着歯肉がない＝FGGは間違い ▶メインテナンス良好であればFGGは必要ない
付着歯肉必要説	
MaynardとWilson(1979)[11] Dorfmanら(1980)[12]	FGG vs Nothing　6年後の評価 メインテナンス良好……問題なし（FGG・Nothing双方） メインテナンス不良……歯肉退縮発生（Nothingのみ） ▶メインテナンスに不安がある、あるいはブラッシングしにくい場所にFGGは必要

5.3 埋入術式〜短期的な治療計画〜

結果として……

付着歯肉がないからFGGは必須と考えるのではなく、小帯などによりメインテナンスに不安があったり清掃しにくい場所であれば、FGGは必要であると考えるべきである。

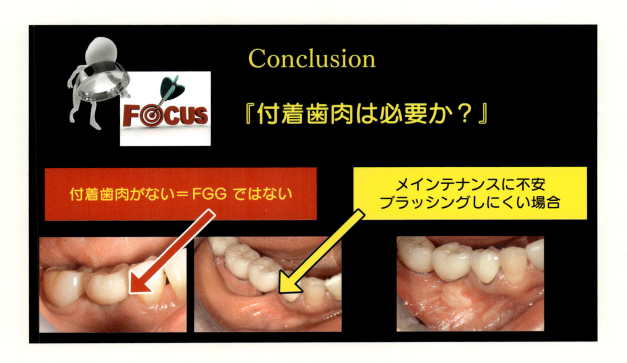

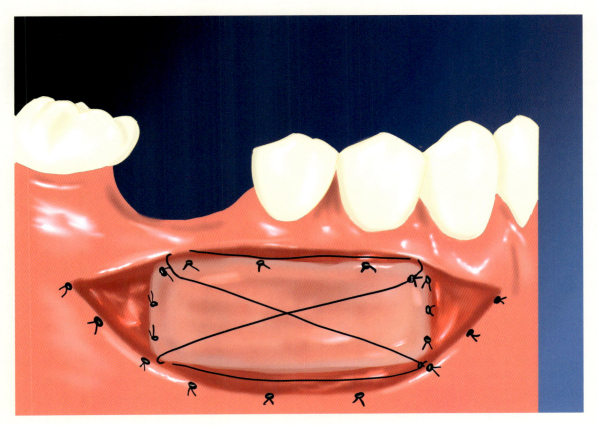

5 やさしいインプラントの治療計画

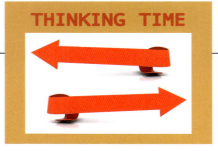

Q. 1回法で埋入して初期固定が得られなかったら、どうする?

①印象までの期間を長くとる。

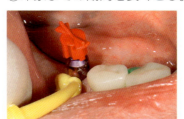

②2回法に変更する。

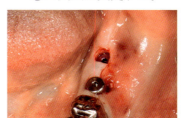

A. どちらも正解である。

　1回法では、初期固定は30N以上あることが望ましい。しかし、実際の埋入では、骨質などの条件が予測に反し、安定した固定が得られない場合がある。初期固定に不安がある場合は、印象まで最低でも6〜8ヵ月以上の期間をとることで対応する。また、初期固定が非常に弱い場合には、術式を2回法に変更し、ヒーリングアバットメントでなく、ヒーリングキャップを付け、縫合して安定を待つ。どちらにしても、あらゆる事態を想定して事前に準備し、臨機応変に対応することが重要である。

参考文献

1. Esposito M, et al. One-stage versus two-stage implant placement. A Cochrane systematic review of randomised controlled clinical trials. Eur J Oral Implantol 2009;2(2):91-99.
2. Castello MF, et al. Augmentation mammoplasty/mastopexy: Lessons learned from 107 aesthetic cases. Aesthetic Plast Surg 2014;38(5):896-907.
3. Lee WC, et al. An efficient and accurate approach for fabricating dental implant surgical guides. Biomed Mater Eng 2014;24(6):2689-2695.
4. Irani YD, et al. Oral Mucosal Epithelial Cells Grown on Porous Silicon Membrane for Transfer to the Rat Eye. Sci Rep 2017;7(1):10042.
5. Byrne G. Outcomes of one-stage versus two-stage implant placement. J Am Dent Assoc 2010;141(10):1257-1258.
6. Park JC, et al. A simple approach to preserve keratinized mucosa around implants using a pre-fabricated implant-retained stent: A report of two cases. J Periodontal Implant Sci 2010;40(4):194-200.
7. Lang NP, Löe H. The relationship between the width of keratinized gingiva and gingival health. J Periodontol 1972;43(10):623-627.
8. Hangorsky U, Bissada NF. Clinical assessment of free gingival graft effectiveness on the maintenance of periodontal health. J Periodontol 1980;51(5):274-278.
9. Lindhe J, Nyman S. Alterations of the position of the marginal soft tissue following periodontal surgery. J Clin Periodontol 1980;7(6):525-530.
10. Kennedy JE, et al. A longitudinal evaluation of varying widths of attached gingiva. J Clin Periodontol 1985;12(8):667-675.
11. Maynard JG Jr, Wilson RD. Physiologic dimensions of the periodontium significant to the restorative dentist. J Periodontol 1979;50(4):170-174.
12. Dorfman HS, Kennedy JE, Bird WC. Longitudinal evaluation of free autogenous gingival grafts. J Clin Periodontol 1980;7(4):316-324.

6

やさしいインプラントの埋入

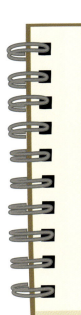

【この章で学んでいただきたいこと】

☑ 臨床ケースに学ぶ

 【動画】CASE 1　1回法フラップレスガイド埋入
（114ページ）

 【動画】CASE 2　1回法フラップガイド埋入
（117ページ）

　　　　　　　CASE 3　2回法フラップガイド埋入

 【動画】CASE 4　2回法フラップレスガイド埋入
（124ページ）

6 やさしいインプラントの埋入

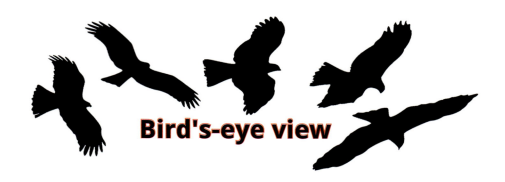

インプラント治療において、埋入手術は非常に重要なファクターである。特にこれからインプラントを始めようというドクターにとってはもっとも大きな壁でもあろう。しかし、埋入にばかり目が行きがちだが、実際はひとつの通過点にすぎない。

「診断」、「治療計画」、「サージカルガイド」についてはこれまで述べてきたとおりである。ここまでがしっかりできていれば、もう手術の成功は見えている。あとは徹底的な「シミュレーション」を行い、ポジションを決めて埋入するだけである。フラップレスであれば、ほんの数分で終わる。周到な計画と準備の結果である。技術力も重要であるが、具体的な埋入イメージを持って手術に臨む重要性を忘れてはならない。

「骨があるから大丈夫だろう」、「だいたいこのあたりに埋入しよう」、といった不確実な埋入手術はもう通用しないことを知るべきである。これはCTのないインプラント黎明期のやり方である。

このステップでは、インプラント埋入の実際を、なるべく多様なケースを使って解説する。

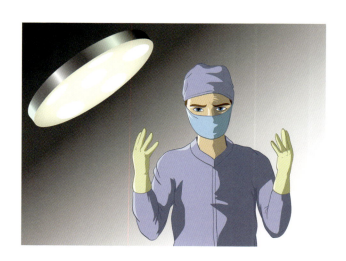

6.1 臨床ケース──基本的な埋入

いよいよ、実戦埋入である。前章のTissue × Bone Matrixに則った下顎臼歯部における4ケースを詳細解説する。サージカルガイドはフィクスチャーまで埋入できなければその役割は半減してしまう。本章のケースは、すべてスリーブ型のサージカルガイドであるエールガイドを使用している。

補足事項として、すべてのケースにおいて術前のガイドの適合は確認済である。また、術後に埋入結果を確認して患者に説明するためのCT撮影も行っている。

Tissue × Bone Matrixについては、第5章「やさしいインプラントの治療計画」を参照されたい。

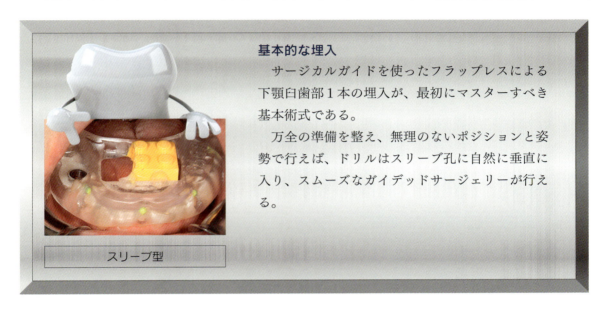

基本的な埋入

サージカルガイドを使ったフラップレスによる下顎臼歯部1本の埋入が、最初にマスターすべき基本術式である。

万全の準備を整え、無理のないポジションと姿勢で行えば、ドリルはスリーブ孔に自然に垂直に入り、スムーズなガイデッドサージェリーが行える。

スリーブ型

簡単な1本埋入を攻略しないかぎり次に進むことはできない。下記のスライドは、診断・計画・シミュレーションして埋入した代表ケースである。このケースがすべての答えである。

サージカルガイドによって「誰もが」「正確に」「安全に」埋入できる。当たり前のようであるが、この術式こそがインプラントの王道である。

経験に頼らない確実な埋入ケースをご覧いただきたい。

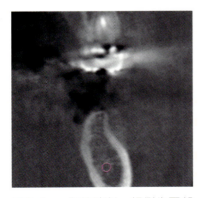
図6-1a 術前診断。頬側歯冠部に吸収がある。下顎管との距離は十分である。

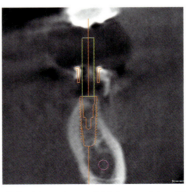
図6-1b トップダウン with ボトムアップによるスリーブの位置決め。

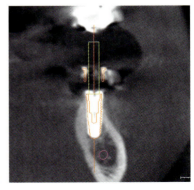
図6-1c 術後診断。設計どおりスリーブの位置に埋入されている。

6 やさしいインプラントの埋入

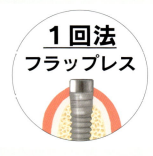

CASE 1
条件の良い基本的な下顎臼歯部埋入ケース

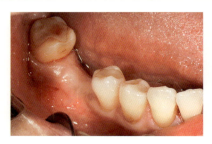

症例6-1a　抜歯後の影響により、付着歯肉にやや少なく歯冠側に位置している。

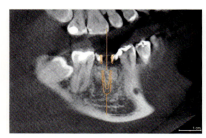

症例6-1b　ソケットプリザベーションから約10ヵ月経過し、骨質の状態は安定した。

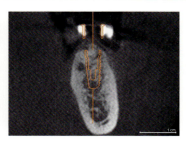

症例6-1c　シミュレーションすると、フィクスチャーは露出せず十分な骨幅がある。

【患者】50歳女性、6|欠損
【主訴】抜歯後10ヵ月経過。問題なければインプラントを埋入したいと希望して再来院。
【特記事項】歯根破折で10ヵ月前に抜歯後ソケットプリザベーションを行う。全身疾患や口腔内疾患は問題なく衛生状況もしっかりしている。
【骨と歯肉の診断】骨は問題なく(○)、付着歯肉は少ない(△)。
【選択した術式：1回法フラップレス】Tissue × Bone Matrixによる歯肉診断では付着歯肉は少なく、骨診断ではフィクスチャーが露出しない十分な幅と高さがある。ガイドを付けての開口量も十分あり、埋入には問題ない。骨質もClass Ⅱであり十分な維持が期待できると診断。よって、パンチングしてフラップレスでの1回法の術式とした。

> 　付着歯肉については歯周治療領域に関して討論のテーマになっている。文献考察でさまざまな議論はあるも、臨床的にはある程度の付着歯肉が必要であると考える。全身疾患などの制約や特別な環境下でない限り、最低でも2mmの付着歯肉を積極的に獲得したい。
> 　これによりインプラント周囲炎を避けることが可能となり、かつ長期的なメインテナンスや良好な口腔衛生状況を維持することにつながる。

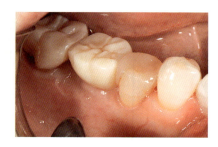

症例6-1d　術後3年のメインテナンス時。年3回の検診は欠かさずに来院している。清掃状況にも、インプラント周囲にも問題はない。

CASE 1　1回法フラップレス

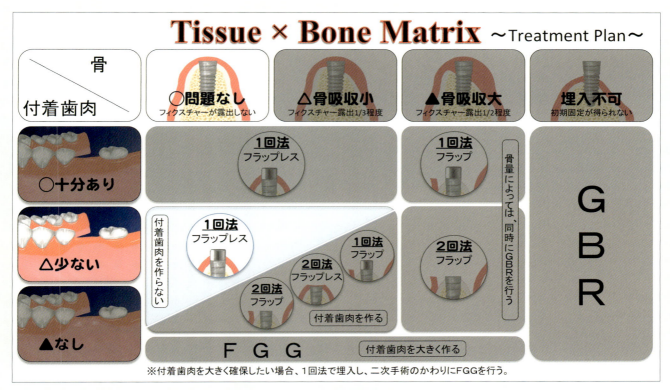

症例6-1e　骨の条件が良く、付着歯肉はやや少ないものの清掃に不安はない。条件の整ったケースである。1回法でフラップレスによる埋入術式を選択。

1回法フラップレスでのパンチング埋入術式

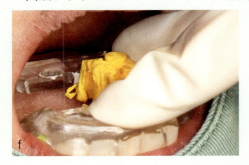

症例6-1f, g　初診時。6欠損、隣在歯は天然歯である。サージカルガイドをセットし、左右にズレがないフィッティングの確認。

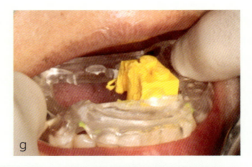

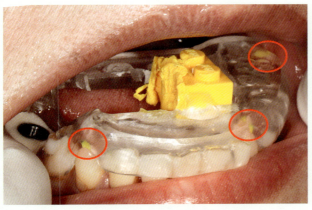

症例6-1h　カラーマーキングレジンがすべての歯とぴったり適合していることに注目。模型で設計されたマーキングレジンと実際の口腔内のレジン部が同一であり、模型と口腔内は誤差なくぴったりと一致していることが確認できる。

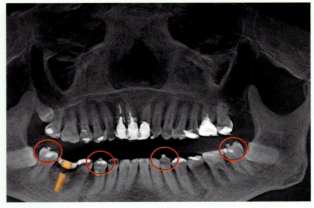

症例6-1i　CT上でも、カラーマーキングレジンと歯がぴったり重なり合い、誤差がないことが確認できる。

6　やさしいインプラントの埋入

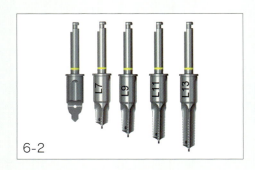

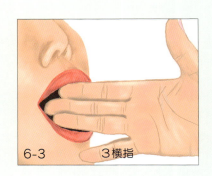

図6-2　使用したガイドバー（Camlog）。

図6-3　13mmのドリリング計画。埋入手術の1週間前に、開口量のシミュレーションを実施。3横指が目安となる。

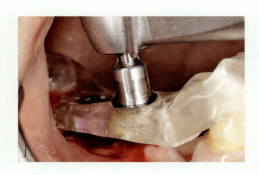
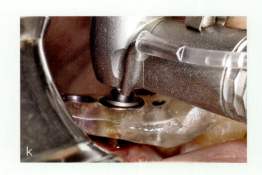

症例6-1j, k　スリーブにパンチングドリルを挿入してぴったり入っていることの確認。上下にポンピングを行う。

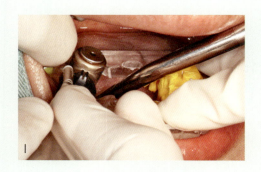
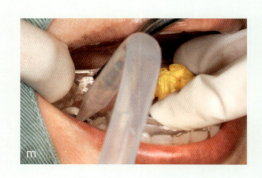

症例6-1l, m　ドリル交換ごとに形成孔に注水してクーリングと残存骨片の洗浄を行う（ヒーティング対策）。

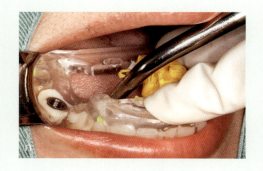
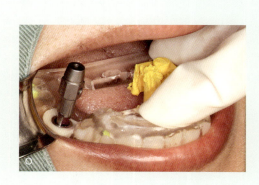

症例6-1n, o　ガイドは、中央部をホールドしながらでも内側からバキュームできるようブロックを半分カット。フィクスチャーを挿入後埋入ツールをセット。

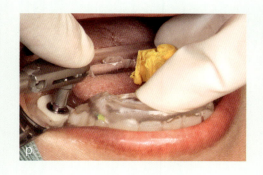
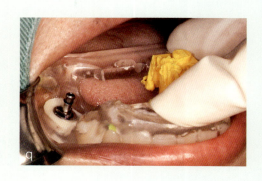

症例6-1p, q　トルクレンチが当たっても痛くないようにホルダーで口角を保護する。深さの設定は、ストッパーのところまでフィクスチャーを埋入する。

CASE 1　1回法フラップレス

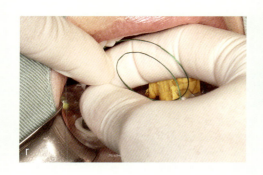
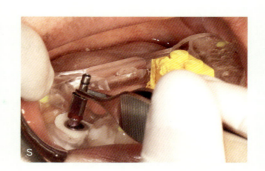

症例6-1r, s　ドライバーは口腔内に落下すると危険であるため、必ずフロスを巻き使用する。外科用ピンセットでマウントヘッドを除去。

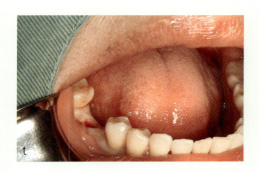
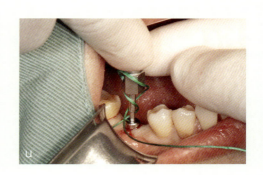

症例6-1t, u　埋入手順が終了。ここで初めてガイドを外す。ジンジバルフォーマーのセット時も、ドライバーにフロスを巻くことは必須である。

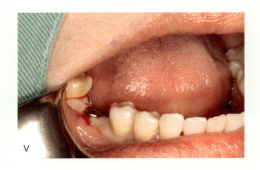
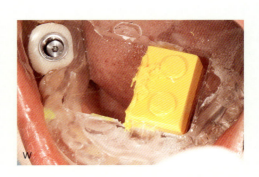

症例6-1v, w　ジンジバルフォーマーがセットされた。最後に確認のためにガイドを付けてCT撮影を行う。初期固定は問題ない。設計どおりに埋入されている。

――1回法フラップレス埋入術式――

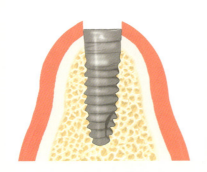
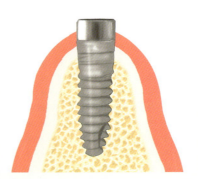

113

6　やさしいインプラントの埋入

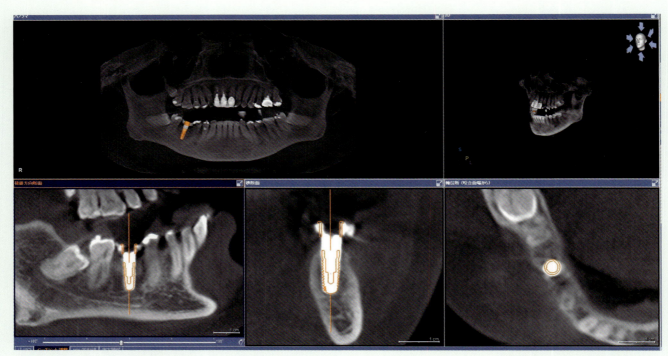

症例6-1x　術後のCT確認。パノラマ、接線方向断面、横断面、咬合面、すべてにおいて設計どおりの位置に埋入されている。

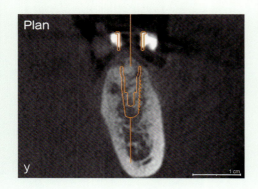

症例6-1y, z　術前の診断と術後の診断。設計と埋入に誤差はない。

Plan ＝ Placement

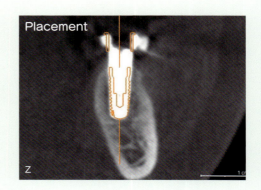

参考ケース

6|1歯欠損ケース、1回法フラップレスで埋入

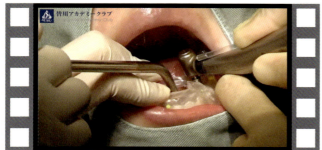

【動画】1回法フラップレスガイド埋入

1回法フラップレス埋入はサージカルガイドの醍醐味である。侵襲の少ないピンポイント埋入術式をご覧ください。

CASE 2　1回法フラップ

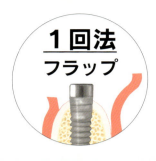

CASE 2
付着歯肉がなく
骨吸収が少ないケース

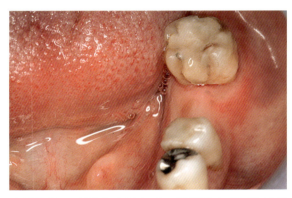

症例6-2a　付着歯肉はなく、歯槽頂まで可動域があり、隣在歯は生活歯である。

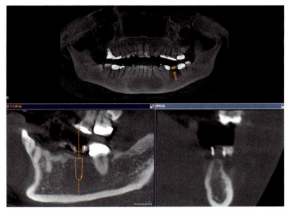

症例6-2b　骨質はClass Ⅲであり、埋入設計では頬側骨が吸収しており、フィクスチャー上部は部分的に露出している。

【患者】58歳男性、6⏋欠損
【主訴】6⏋欠損後4年が経過し、上の歯が伸びてきたことが気になる。奥歯でしっかり噛めるようになりたい。
【特記事項】他医院でブリッジを勧められたがセカンドオピニオンで来院。友人の紹介もあり、インプラントを希望。
【骨と歯肉の診断】骨吸収は少なく（△）、付着歯肉がない（▲）。
【選択した術式：1回法フラップ】本ケースは付着歯肉がなく、頬側骨はやや吸収しているものの設計ではフィクスチャーの露出は少ない。また、ガイドを付けての開口量は問題なく、骨質もClass Ⅲであり埋入時のドリリングもスムーズであると診断。口腔内状態も問題なくブラッシングにもモチベーションがある。フラップレスでの埋入が可能なケースであるが、付着歯肉がないこと、さらにフラップ手術に同意を得られたため1回法で付着歯肉を確保する術式とした。

6 やさしいインプラントの埋入

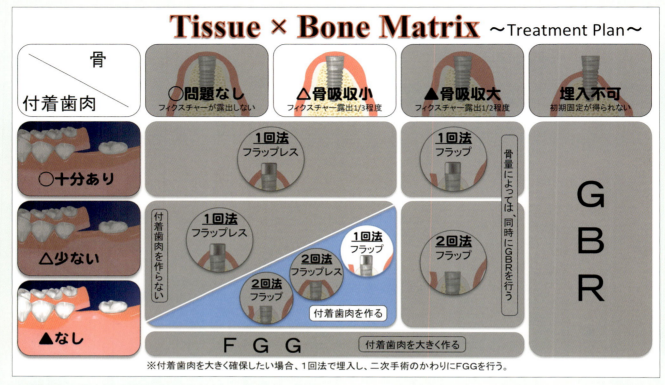

症例6-2c　骨はやや露出するも、埋入手術に関しては問題なし。付着歯肉はないが、清掃のモチベーションは高い。フラップを開けての1回法で少量の付着歯肉を確保する術式を選択。

1回法フラップでの埋入術式

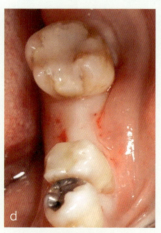
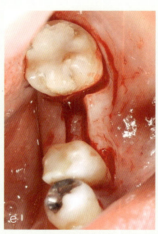

症例6-2d, e　左下頬側骨の欠損があり、付着歯肉も十分ではないために1回法によるフラップ埋入術式とした。全層弁での十分な剥離。

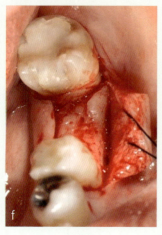
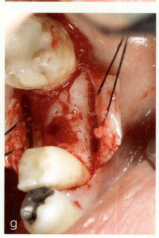

症例6-2f, g　4-0の絹糸で術野をオープンにする。頬側は頬粘膜内面に縫合しておく。舌側はヘガールなどで反対側に引っ張り、完全に明視野となるように、かつガイドの邪魔をしないように大きめにフラップ弁を剥離する。

CASE 2　1回法フラップ

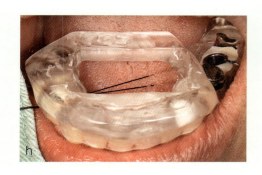 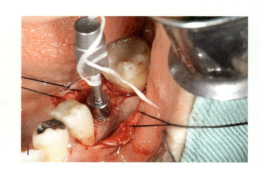

症例6-2h, i　フラップ弁に押されてガイドが浮いていないことの確認。フィクスチャー埋入後、ガイドを外してジンジバルフォーマーをセットする。舌側フラップ弁の確認のためレゴブロックは外した（h）。

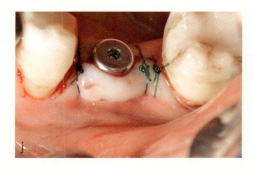 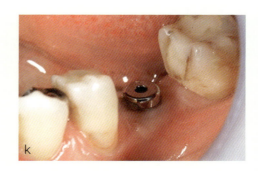

症例6-2j, k　ジンジバルフォーマーを露出した状態で縫合。8週間後、付着歯肉は確保されている。

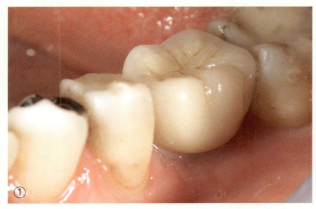 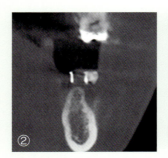 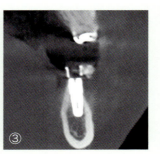

症例6-2l　1回法フラップによって、頬側に付着歯肉が確保できた。①術後。②術前CT。③術後CT。

参考ケース
1歯欠損ケース、1回法フラップで埋入

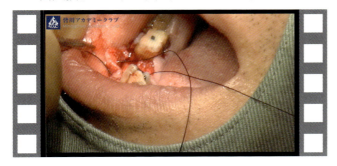

【動画】1回法フラップ ガイド埋入

ガイドを使ったフラップ埋入の重要ポイントは浮き上がりの誤差をなくすこと。頬舌側のフラップ弁の術式に注目！

117

6 やさしいインプラントの埋入

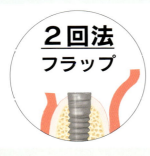

CASE 3
骨吸収が大きく付着歯肉が少ないケース

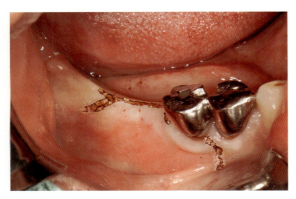

症例6-3a　7⏊6欠損であり付着歯肉はやや少ない。上顎はブリッジがあり、開口量に限界があったために埋入は6⏊のみとした。CO_2レーザーによる切開線の設定。

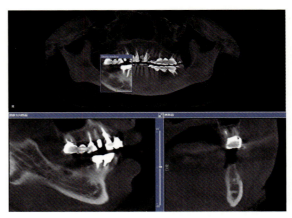

症例6-3b　骨吸収が大きくフィクスチャーが半分程度露出すると診断し、フラップ埋入術式を選択。

【患者】64歳男性、7⏊6欠損
【主訴】今まで義歯を使っていたが、噛めないためにインプラントを入れてみたいとのことで来院。
【特記事項】前医では骨がないためにインプラントはできないと診断された。CTで説明してほしいとのこと。
【骨と歯肉の診断】骨吸収が大きく（▲）、付着歯肉は少ない（△）。
【選択した術式：2回法フラップ】臼歯部2歯欠損であり、骨吸収が大きいためオープンフラップで2回法とした。付着歯肉は少ない。開口量は3横指あり、ガイドを付けて6⏊には埋入できるも、7⏊には埋入は不可であると診断。患者と相談し6⏊1本の埋入とした。頬側欠損部にはインプラント埋入後に骨補填材料と吸収性メンブレンを設定し、骨をバックアップした。後に二次手術を行い、舌側から切開線を入れて付着歯肉を獲得する。

CASE 3　2回法フラップ

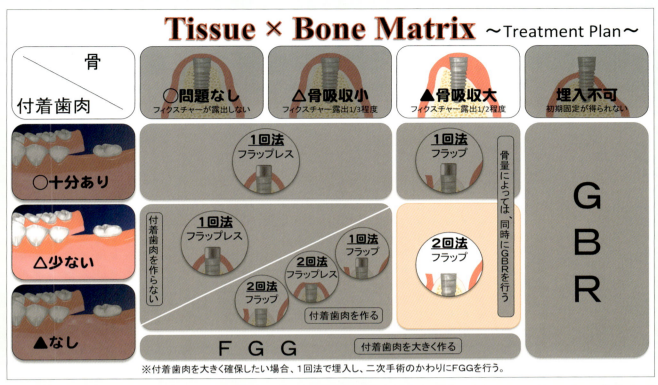

症例6-3c　骨吸収が大きいため、フラップを開ける術式を選択する。骨吸収が大きなケースでは、フラップレスによる埋入は不可である。二次手術時において、付着歯肉を獲得する計画とした。

2回法フラップでの埋入術式

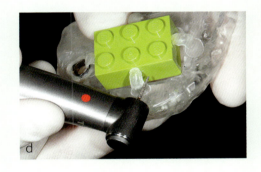

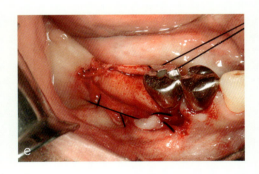

症例6-3d，e　フラップ弁を設定するために術前にレゴブロックを外しておく。頬側のフラップ弁は頬粘膜に縫合して上皮を固定する。舌神経損傷を避けるため、舌側に縦切開を入れてはいけない。

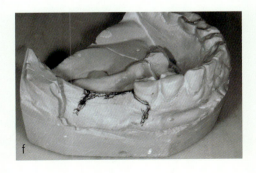

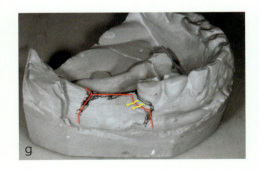

症例6-3f，g　頬側は歯肉歯槽粘膜境を越える縦切開とする。その他の切開線として、歯間乳頭を残した切開も有効である。

6　やさしいインプラントの埋入

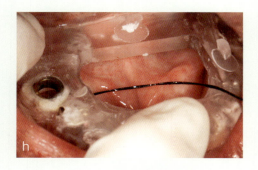
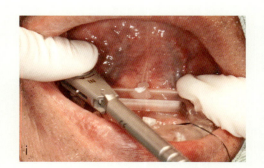

症例6-3h, i　フラップ弁が邪魔にならずに、ガイドが固定されていることを確認。アシスタントはガイドを指で押さえて動かないように注意する。

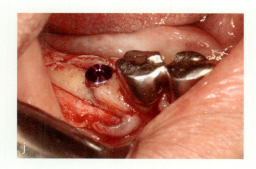
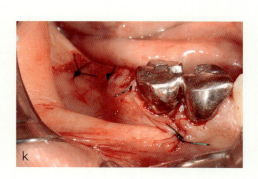

症例6-3j, k　埋入後の状態。欠損部位は補填材料を充填し吸収性メンブレンで覆う。減張切開を行って緊張のない縫合を行う。

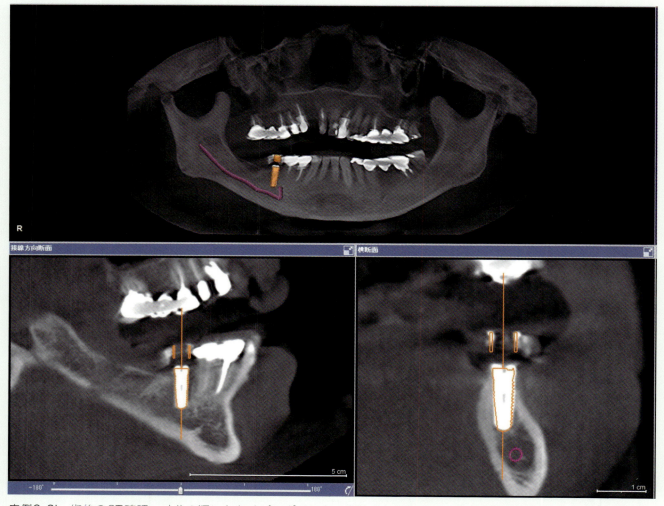

症例6-3l　術後のCT確認。寸分の狂いもなくピンポイントで埋入されている。この後GBRを行う。

CASE 4　２回法フラップレス

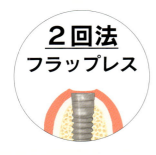

CASE 4
パンチングによる２回法の埋入ケース

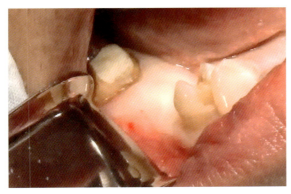

症例6-4a　歯肉は厚いものの、付着歯肉は少なく、患者の清掃状態にも不安がある。

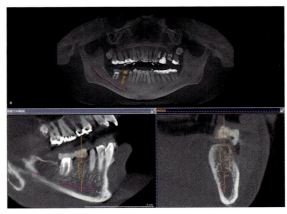

症例6-4b　CTでは骨幅はやや少ないものの、インプラント埋入に関しては問題ない。

【患者】59歳女性、6|欠損
【主訴】歯周病の治療を希望。右下に物が挟まり、噛むと痛みがあるとのことで来院。
【特記事項】全体的に銀歯を白くしたい。口腔内清掃状況は問題なく、インフォームドコンセントもしっかりと得られる。
【骨と歯肉の診断】骨吸収は小程度（△）、付着歯肉は少ない（△）。
【選択した術式：２回法フラップレス】開口量も問題なく骨質もClass Ⅲであり安定している。Tissue×Bone Matrixより、フラップレスによる２回法とした。
　１回法フラップレスでも可能であるが、本ケースは患者のメインテナンスに問題があったため、２回法フラップレスで付着歯肉を獲得する術式を選択した。パンチングしてヒーリングキャップを置き、時間の経過によってパンチングした上皮が歯肉を覆う手技であり、二次手術で頬側に付着歯肉を獲得する。

121

6 やさしいインプラントの埋入

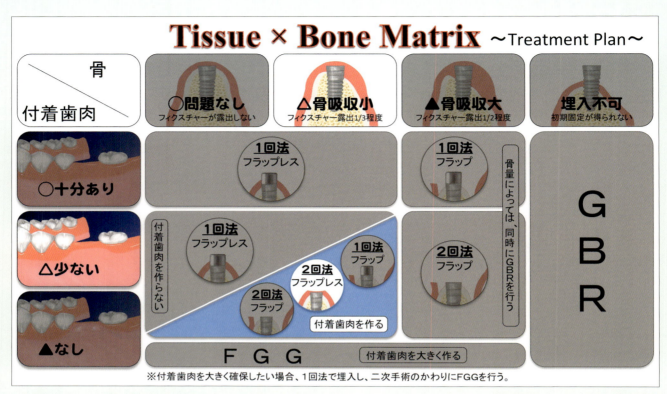

症例6-4c　清掃性が悪く、できる限り付着歯肉を獲得するために2回法を選択。歯肉の厚みは十分であり、侵襲の少ないフラップレスでの埋入を行うこととした。

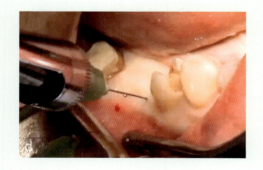
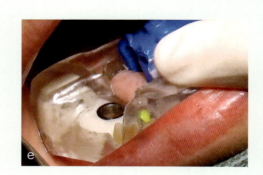

症例6-4d, e　付着歯肉はやや少ない。パンチングによるフラップレス術式とした。ガイドの適合は問題ない。

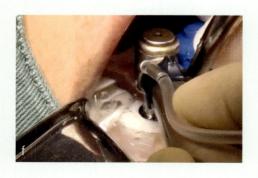
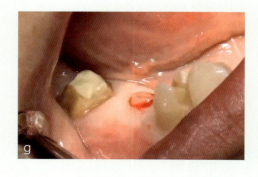

症例6-4f, g　骨に当たるまで上下にゆっくりとパンチングし、その後ガイドを外す。

122

CASE 4　2回法フラップレス

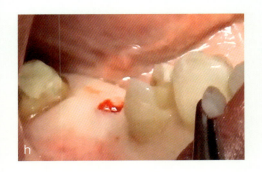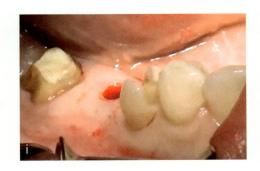

症例6-4h, i　外科用ピンセットでパンチング部の上皮を除去する。除去できない時は、歯肉バサミで切除する。

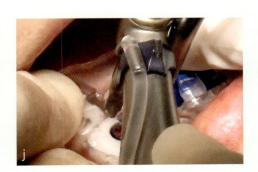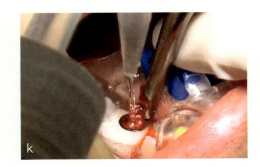

症例6-4j, k　バーを変えるたびに生理食塩水で内面を洗浄しクーリングを行う。

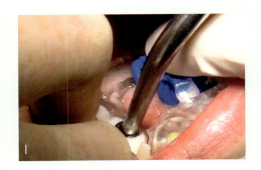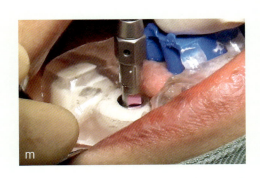

症例6-4l, m　スリーブ内面からバキュームチップを入れて窩洞内を清掃。ドリル終了後に埋入ツールを入れる。

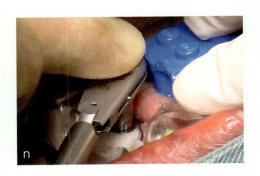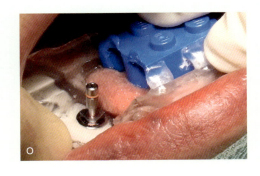

症例6-4n, o　トルクレンチを使って、フィクスチャーをストッパーまで埋入する。

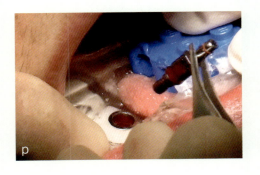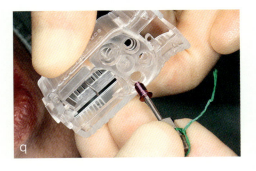

症例6-4p, q　外科用ピンセットまたは矯正用プライヤーでマウントヘッドを取り出す。ヒーリングキャップをピックアップする。

123

6　やさしいインプラントの埋入

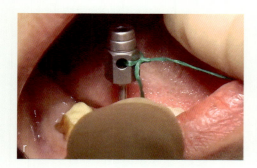 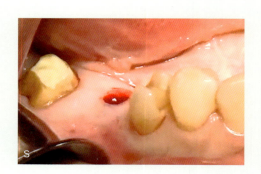

症例6-4r, s　ヒーリングキャップを歯肉縁下にセット。ドライバーにフロスを付けて、口腔内に落下するのを防止する(r)。

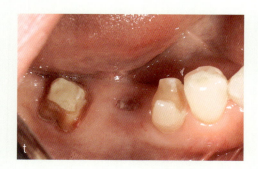 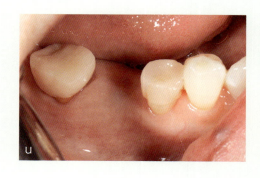

症例6-4t, u　約3週後の状態。上皮で覆われている。2ヵ月後には、完全に歯肉上皮が安定し治癒(u)。

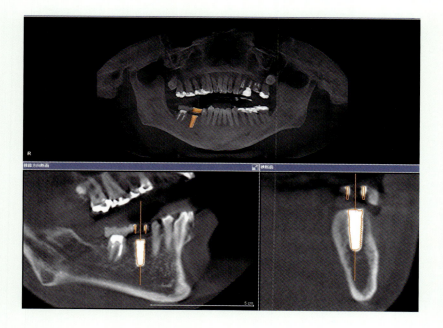

症例6-4v　術後のCT。ヒーリングキャップを付けてCTを撮影。

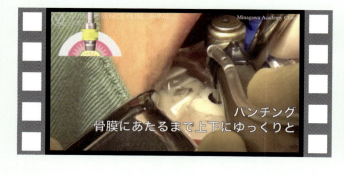

 【動画】2回法フラップレスガイド埋入

新術式、パンチングによる2回法の埋入！　付着歯肉の少ないケースにはヒーリングアバットメントを付けて上皮のダウングロースを待つ。

124

索引

あ

アーチファクト	57
Upper Foot	39
アトランティスアバットメント	
	17
アンカーピン	34
安全域	67
EO水	→酸性水
EO-005	22
医科用CT	56
易感染性	65
1回法	96
1回法フラップガイド埋入（動画）	
	117
1回法フラップ埋入術式	100
1回法フラップレスガイド埋入（動画）	
	114
1回法フラップレス埋入術式	100
1からわかるサージカルガイドの	
ステップ（動画）	37
糸の結び目	87
インターナル（コネクション）	15
インフォームドコンセント	
	33, 95
インプランター	22
インプラントガイド	24
インプラント支持	30
インプラント周囲炎	64
インプラントピラミッド	20
ウイルス性肝炎	65
運針	87
エールガイド	37
エクスターナル（コネクション）	15
STLデータ	35
枝分かれ（大口蓋動脈）	53
FGG	103, 104
MSCT	→マルチスライスCT
遠心部臼後三角隅角部	83
遠赤外線効果	22
横列の歯肉の診断	103
old bone	19

オクタゴン診断	69
オステオインテグレーション	13
オトガイ下動脈	51, 52
オトガイ孔	51, 52, 67
オトガイループ	51, 52, 61
男結び	92
女結び	92

か

開口量	67
開口量のシミュレーション	112
ガイデッドサージェリー	24
外部環境	66, 69
海綿骨	53
下顎管	51, 52, 67
下顎神経の麻痺	50
下顎前歯部舌側領域	52
顎骨壊死	64
顎舌骨筋線	54
顎動脈	55
角針	87
カストロビージョ	86
顎下腺窩	54
カラーマーキングレジン	
	41, 111
カラーマーク	38
眼窩下縁	57
眼耳平面	57
感染防御	22
起子	78
既製アバットメント	17
既存骨主導型インプラント埋入	
	97
基底部皮質骨	53
逆角針	87
CAD/CAM設計	16
CAD/CAMチタンアバットメント	
	17
臼後三角部	84
強湾針	86
近心隅角部	83

偶発症	63
クリアランス	67
外科	21
外科主導型	97
外科結び	75, 92
血液供給	67
結合組織移植術	27, 53
血栓性疾患	65
減張切開	75, 81
口腔乾燥症	65
口腔内疾患	65, 69
高血圧	64
抗血小板薬	65
抗血栓薬	65
咬合	21, 66
咬合平面	57
後上歯槽動脈	55
骨硬化像	60
骨支持	30
骨質分類	58
骨整形	81
骨造成	68
骨粗鬆症	64
骨と歯肉の3分類	99
骨の硬さ	68, 69
骨の高さ	68, 69
骨ノミ	78
骨リモデリング	64
骨露出	64
コニカルコネクション	15
コラーゲン線維	11
コリメーター	56
根間線維	11
根尖線維	11
コンビネーションフラップ	81

さ

サージカルガイド	9, 12
再評価	95
サポートキー	30, 42
3横指	67, 112

索引

暫間インプラント	34
三叉神経	10
三次元診断	12, 20
酸処理	13
酸性水	22
CO_2レーザー	22, 118
C型エールガイド	28
CTG	→結合組織移植術
CBCT	56
GBR	68
歯牙支持	30
歯科用CT	12, 56
歯間乳頭	74, 119
死腔	91
止血困難	51
自浄作用	54
歯性上顎洞炎	54
自然口	54
歯槽頂線維	11
歯肉	67, 69
歯肉移植術	79
シミュレーション	67
シミュレーションソフトウェア	97
弱湾針	86
斜走線維	11
15（メス）	73
15C（メス）	73
12D（メス）	73
縦列の骨の診断	103
上顎結節	51, 53
上顎歯列後縁	53
上顎洞	68
上顎洞隔壁	54
上顎洞底挙上術	54
上顎洞内壁	54
上顎洞粘膜の肥厚	68
蒸散	22
上部構造装着	95
初期固定	18, 19
ジルコニアアバットメント	16
腎機能障害	65
神経筋機構	10
神経枝	52
神経束	52
神経損傷	67
診査診断	20
審美領域	68
水平クロスマットレス縫合	88

水平線維	11
スウェッジ	90
supracrestal tissue attachment	11
スキャンプレート型	28, 29, 35
スナップ	86
スプリント	67
3Dプリンター型	28
3Dポジション	99
スリーブ型	28
スリーブ型ガイド	29
すれ違い咬合	97
清掃状況	66
正中線	57
secondary stability	18
切開線	74
舌下腺	52
舌下動脈	51, 52
切歯管	68
切歯孔	51, 53, 68
切歯枝	51, 52
舌小帯	85
舌神経損傷	119
舌動脈	52
セプタ	→上顎洞隔壁
セミデジタルガイド	36
線維性結合組織	13
全身疾患	64, 69
全層部分層弁剥離術	75, 79, 80
全層弁剥離術	75, 79
造影性レジン	41
早期荷重	18
ソーサライゼーション	15, 16
即時荷重	18
ソケットプリザベーション	60
粗造表面	14

た

大口蓋動脈	51, 53
DICOMデータ	35
大量出血	63
多列線毛上皮	54
単純縫合	88
断端	89
知覚鈍麻	53
チタンアバットメント	17
窒化処理	16
窒息	52

緻密骨	53
チャンネル型	28
チャンネル型ガイド	29
チューブ型	28
チューブ型ガイド	29
治療禁忌	66
治療計画	20
通常荷重	18
ディープニング	74, 80
Tissue × Bone Matrix	103
ティッシュレベル	14
適合調整	32
テンションフリー	75
伝達麻酔	53
糖尿病	64
total stability	19
トップダウン	24
トップダウン with ボトムアップ	38, 44, 97
トップダウントリートメント	97

な

内出血	52
軟組織移植術	52
2回法	96
2回法フラップレスガイド埋入（動画）	124
2回法フラップレス埋入術式	100
2回法フラップ埋入術式	100
1/2角針	86
1/2針	86
new bone	19
粘膜下層	79
粘膜固有層	79
粘膜支持	30
ノイズ	57
ノット	89

は

Partial Thickness Flap	→部分層弁剥離術
バードビーク	27
バイオインテグレーション	14
biologic width	11
ハイドロキシアパタイト	13
バイポーラ電気メス	55

索引

Hounsfield	56	付着歯肉	87, 103	マトリックス	103
剥離	79	付着歯肉必要説	104	マルチアバットメント	16
剥離子	78	付着歯肉不必要説	104	マルチスライスCT	56
破骨細胞	64	部分層弁剥離術	75, 79	丸針	87
鈍化(刃先)	73	プラークコントロール	66	Mischによる骨質の分類	58
初めてのガイド埋入(動画)	43	フラットパネル	56	見て学ぶ減張切開の基本(動画)	81
8字縫合	88	プラットフォームスイッチング		見て学ぶ縫合の基本(動画)	92
3/8角針	86		15	メイヨー台	22
3/8絹糸丸針	86	Full & Partial Thickness Flap		メインテナンス	21
3/8針	86	→全層部分層弁剥離術		メスホルダー	73
バットジョイント	74	Full Thickness Flap		メンタル	66
バットジョイントスティックデザ		→全層弁剥離術		モーステーパー	15
イン	74	フルデジタルガイド	35	モチベーション	96
瘢痕	76	ブロックアウト	84	モディファイドチャンネル型	28
瘢痕組織	12	プロビジョナルレストレーション		モディファイドパンチング法	102
瘢痕治癒	91		17, 67		
半接着性結合	12	BRONJ	65		
パンチング	42	吻合	52, 53	や	
PS		ヘガール	86		
→プラットフォームスイッチング		ヘミデスモゾーム結合	12	陽極酸化処理	16
BP製剤	64	ペングリップ	86, 87		
ヒーリングアバットメント		ポイント	90	ら	
	84, 96	縫合	88		
ヒーリングキャップ	96	ボーンレベル	14	翼口蓋窩	55
ピエゾサージェリー	54	ホッケースティック	74	翼突筋静脈叢	51, 53
光造形型	28	ボディ	86, 90	ライニング	74, 80
鼻口蓋管	68	補綴	21	リスコグラム	69
非自己	12	ボトムアップ	24	隣在歯環境	66, 69
皮質骨の穿孔	84	ボトムアップトリートメント	97	LekholmとZarbの分類	53, 58
ビスフォスフォネート	64	ボトムアップ埋入	61	連続クロスロック縫合	88, 89
鼻性上顎洞炎	54	本管(大口蓋動脈)	53	Lower Foot	39
ヒューマンエラー	32, 38			ローワックス	55
病変	66	ま			
ピンポイント埋入	26			わ	
FINESIA	42	マイクロギャップ	15		
部位条件	67, 69	マイクロチャンネル	14	ワンピース(インプラント)	14
副鼻腔炎	54	マチュー	86		

127

クインテッセンス出版の書籍・雑誌は、歯学書専用
通販サイト『歯学書.COM』にてご購入いただけます。

PCからのアクセスは…

歯学書 検索

携帯電話からのアクセスは…
QRコードからモバイルサイトへ

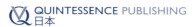

やさしいインプラント治療
初めての1本埋入をガイドします！

2018年10月10日　第1版第1刷発行

著　　者　皆川　仁
　　　　　みながわ　ひとし

発 行 人　北峯康充

発 行 所　クインテッセンス出版株式会社
　　　　　東京都文京区本郷3丁目2番6号　〒113-0033
　　　　　クイントハウスビル　電話(03)5842-2270(代表)
　　　　　　　　　　　　　　　　(03)5842-2272(営業部)
　　　　　　　　　　　　　　　　(03)5842-2276(編集部)
　　　　　web page address　http://www.quint-j.co.jp/

印刷・製本　サン美術印刷株式会社

©2018　クインテッセンス出版株式会社　　禁無断転載・複写
Printed in Japan　　　　　　　　　　　　落丁本・乱丁本はお取り替えします
ISBN978-4-7812-0649-3　C3047　　　　　定価はカバーに表示してあります